« Médecine au Quotidien »
Collection dirigée par Robert Askenasi

Adressez les commandes à votre libraire ou directement à

Éditions L'Harmattan

5,7 rue de l'École Polytechnique
F - 75005 Paris
Tél : 00[33]1.40 46 79 20
Fax : 00[33]1.43 25 82 03

http://www.editions-harmattan.fr

ISBN : 978-2-8066-3591-4 D/2017/9202/2

Grand'Place, 29
B-1348 Louvain-la-Neuve

www.eme-editions.be

Marie-Josée Mozin

Diététicienne de Pédiatrie

Naissance et évolution d'une profession passionnante

EME éditions

Introduction

Une profession peu connue

Vers la fin des années 1950, cette spécialité de la diététique est apparue en Europe, lorsque les pédiatres ont pu établir l'étiologie de maladies métaboliques ou digestives, induites par une incapacité à métaboliser, à digérer ou encore à absorber un ou plusieurs nutriments. Ces pathologies ne peuvent se traiter que par le suivi d'un régime alimentaire très précis aux plans qualitatif et quantitatif, régulièrement adapté à l'évolution des besoins nutritionnels de l'enfant. Si l'établissement d'un diagnostic est le rôle exclusif du pédiatre, l'élaboration et la mise en pratique du régime alimentaire personnalisé relèvent de la compétence des diététicien(ne)s de pédiatrie.

Cette profession était et se trouve souvent associée au seul traitement nutritionnel du surpoids et de l'obésité. C'est ainsi qu'au début des années 1960, lorsque j'ai commencé à exercer en pédiatrie, j'entendais des commentaires plutôt désapprobateurs : « Oh, vous faites maigrir les petits enfants ? » Depuis cette époque, j'aime à mieux expliquer que notre activité vise à améliorer l'adéquation nutritionnelle des enfants et des adolescents en bonne santé ou souffrant de maladies chroniques, digestives ou métaboliques.

Plusieurs personnalités ont permis le développement de notre profession au cours des cinquante dernières années. Certaines sont des professeurs de pédiatrie, des diététiciennes de renommée internationale, d'autres des professeurs de l'école de diététique, des collègues, des membres de l'équipe médicale et paramédicale. Je veux leur rendre hommage puisque, sans leur efficacité professionnelle et leurs qualités humaines, rien de tout ce qui est relaté ci-dessous n'eût été possible.

Une nouvelle profession en Belgique

J'ai eu le privilège d'être la première diététicienne en Belgique à exercer exclusivement en pédiatrie. C'était en 1962. Cette orientation m'avait été proposée à la condition d'effectuer des stages supplémentaires durant la troisième année d'étude. Il a donc fallu faire preuve d'une certaine forme de stakhanovisme et de créativité dans l'organisation de mon emploi du temps cette année-là et, celles qui suivirent aussi.

J'avais été à bonne école dès l'enfance. Mes parents étaient un exemple au quotidien et valorisaient, entre autres, le courage et l'importance du travail bien fait, quel que soit le temps à y consacrer. Jean de Lafontaine était souvent cité avec sa fable intitulée « Le laboureur et ses enfants », qui nous servait d'encouragement régulier : « Travaillez, prenez de la peine, c'est le fonds qui manque le moins »

Nicolas Boileau faisait aussi partie de la conversation courante au moment de montrer combien les leçons étaient connues… ou pas trop ! « Ce qui se conçoit bien s'énonce clairement et les mots pour le dire arrivent aisément… Vingt fois sur le métier remettez votre ouvrage, polissez-le sans cesse et le repolissez, ajoutez quelquefois, et souvent effacez » !

Je m'efforcerai de m'en souvenir dans les pages qui suivent.

De 1940 à 1962

Une enfant de la guerre

Tout a commencé le 14 juin 1940…

L'événement le plus important est sans nul doute l'arrivée inattendue autant qu'inappréciée de l'armée nazie à Paris, engendrant la fuite sur les routes de l'exode de beaucoup de Parisiens venant grossir les rangs de leurs compatriotes du Nord, des Belges et des Hollandais.

Le même jour, à soixante kilomètres de là, un autre événement eut lieu, sans la moindre importance pour l'Histoire de France, mais d'un certain intérêt pour moi puisque ce 14 juin 1940 à huit heures, j'ai vu le jour près de Chartres, à Boinville-le-Gaillard, au beau milieu de la Beauce.

Que faisait ma famille dans ce petit village de France ?

Mon grand-père paternel, veuf depuis quelques années, y habitait une grande maison et travaillait en tant que contremaître de la sucrerie voisine. Mon père, alors âgé de trente-six ans avait reçu dès après le 10 mai 1940 un ordre de rejoindre, à Bordeaux, une même entreprise que celle qu'il dirigeait en Belgique. Encouragé par les espoirs du Général Gamelin, il avait pensé que l'armée allemande, comme en 1914-1918, ne franchirait pas aisément la limite de Paris. Il laisserait donc sa famille en sécurité, chez son père, dans cette une région agricole où il y aurait sans doute un accès aisé à la nourriture. Il pourrait ainsi se rendre seul à Bordeaux, dans un premier temps.

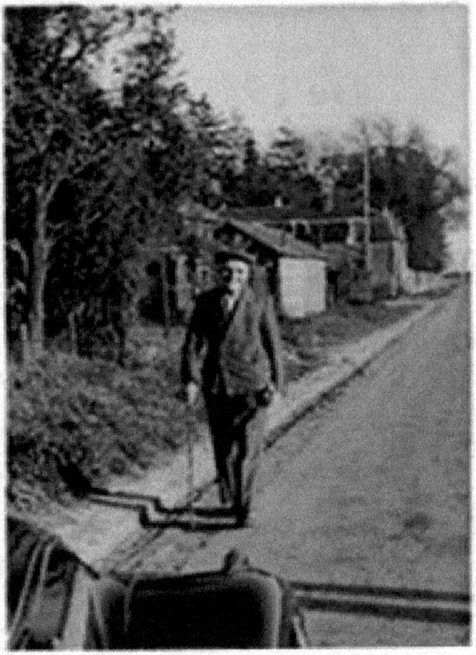

Grand-Père Oscar Mozin, à Boinville

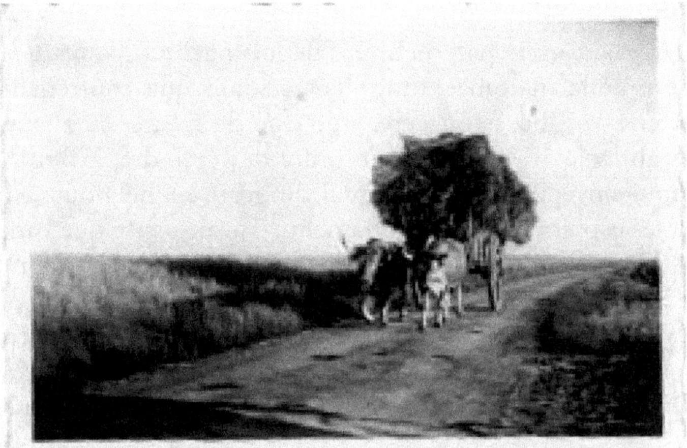

Paysage bucolique sur la même route.

Mes deux frères âgés de onze et neuf ans étaient ravis. L'insouciance des enfants de cet âge leur faisait considérer que cette guerre qui débutait en mai écourtait l'année scolaire. Il faisait beau, c'était un bel été et on voyageait en France. Vive les très grandes vacances ! Pas tout à fait d'ailleurs puisqu'ils furent inscrits pour la fin de l'année scolaire à l'école du village.

Le mode de pensée de l'époque a fait que personne ne leur avait annoncé ma future naissance. Ainsi, lors de mon premier cri, l'aîné, Jean-Marie qui s'éveillait à peine, a cru qu'on coupait le cou d'une poule à cuire pour le dîner ! Bref, faire ainsi partie de la basse-cour a probablement contribué à me conférer un sens de l'humour et de la dérision. Mais l'Histoire était loin d'être drôle à ce moment-là. Le médecin militaire qui avait assisté ma mère a demandé que toute la famille quitte la maison vingt-quatre heures plus tard en raison de la rapidité de progression de l'armée allemande et de la réputation de terreur que ces troupes-là faisaient régner. Cette réputation était malheureusement correctement estimée puisque c'était là une manière d'encombrer les routes et de rendre les mouvements de l'armée française plus difficiles. Ma mère a été admise le soir même à l'hôpital de Chartres, pour y recevoir les soins indispensables qui devaient permettre de poursuivre l'exode dès le lendemain. Direction Bordeaux pour toute la famille, le Grand-Père y compris qui quittait à regret sa belle région de Beauce, si bien chantée par Charles Péguy.

Dans son livre *Jours de guerre, ma vie sous l'Occupation* (Bayard 2008), Berthe Auroy, qui enseignait au Lycée Jules Ferry à Chartres, décrit précisément l'ambiance de cette ville les 11 et 12 juin 1940 : « Une agitation extraordinaire, peu, voire plus de train, peu d'essence disponible, une foule hétéroclite et paniquée, des routes encombrées de voitures surchargées, de motocyclettes, de vélos, de piétons »...

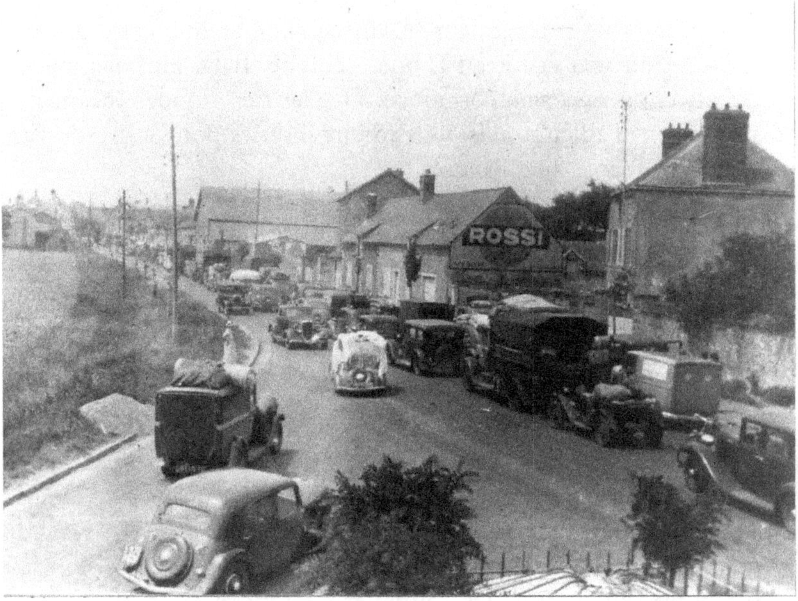

L'exode photographié à Ablis le 16 juin 1940 – Collection JC. Dauviliers.

Le document ci-dessus m'a été transmis par la Mairie d'Ablis, la ville la plus proche de Boinville-le-Gaillard, illustrant la route empruntée ce même jour par mes parents.

Notre voiture a été parmi les dernières à pouvoir franchir l'un des rares ponts encore intacts permettant de franchir la Loire et les routes empruntées n'ont pas été bombardées.

Voici donc mes débuts à vingt-quatre heures de vie au milieu de l'exode qui a mené ma famille dans une ferme de Mézières-en-Brenne où mon père a décidé de s'arrêter, estimant que fréquenter ces routes était de plus en plus périlleux et inutile au vu de la tournure que prenait cette guerre. L'armée nazie s'est arrêtée à quarante kilomètres au nord. C'est donc dans cette belle région agricole que nous avons vécu avant de regagner après quelques semaines, la Belgique où mon père reprit son travail. Il rejoindra ultérieurement les rangs de la Résistance, au sein du Front de l'Indépendance.

Cette aventure m'a été contée de nombreuses fois et j'y repense plus particulièrement aujourd'hui, lorsque je vois ces colonnes de réfugiés tentant de trouver un endroit où vivre mieux que dans leur pays en guerre. En 1940, beaucoup de familles françaises ont accueilli généreusement ces compatriotes du Nord, ces Belges et ces Hollandais qui fuyaient vers le sud dans l'espoir d'échapper à la barbarie nazie.

Il est bon de s'en souvenir aujourd'hui.

Je considère depuis longtemps que lorsqu'on a eu la chance d'avoir survécu à de telles conditions au tout début de la vie, cette vie-là se doit d'être utile.

L'exode c'est fini, nous sommes rentrés en Belgique

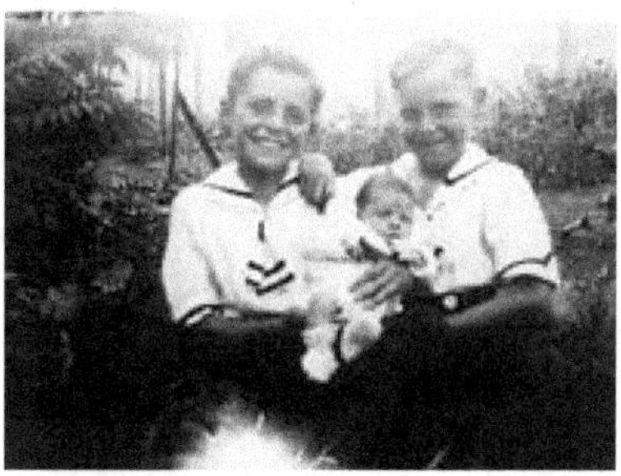

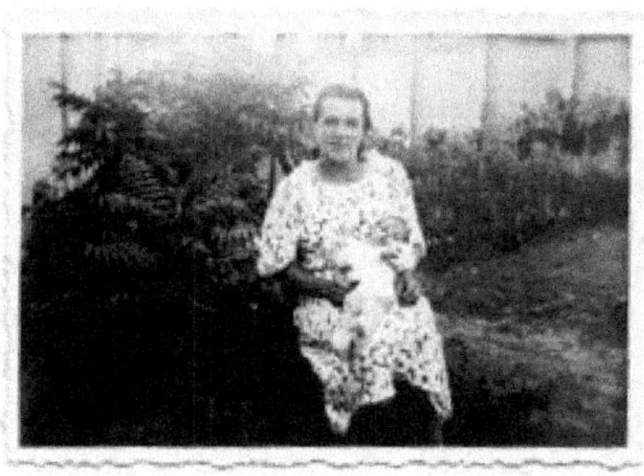

Au retour de l'exode avec mes deux frères Jean-Marie et Jacques et ma mère.

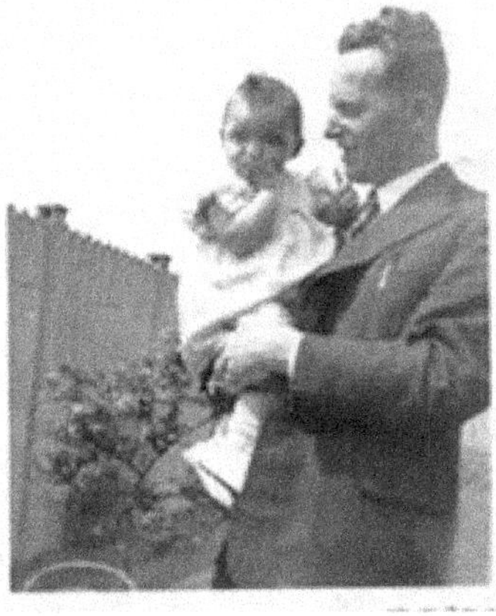

Avec mon père en Juin 1941 ...
Un an déjà que cette aventure a commencé

Vers l'école de Régendat ménager et agricole

L'histoire familiale et le hasard d'une rencontre m'ont conduite, en 1956, vers une école menant au diplôme de régente ménagère : la profession idéale, selon ma mère qui ne voulait que mon bonheur. Quoi de mieux que d'apprendre à tenir parfaitement son ménage et ensuite de pouvoir exercer dans l'enseignement où l'on trouvait facilement un emploi à cette époque. Mon père, passionné de mathématiques et de physique, était plus réservé.

Ces études-là se dispensaient dans un cadre merveilleux, au sein de la Forêt de Soignes, au Château d'Argenteuil à Waterloo, qui abritait l'Institut de régendat ménager et agricole de l'État. Les élèves y étaient accueillies dans un internat confortable. C'était la sérénité assurée qui devait permettre de réussir ses études plus facilement que dans un lycée de la capitale, qu'il aurait fallu rejoindre par de longs trajets inconfortables en trolleybus.

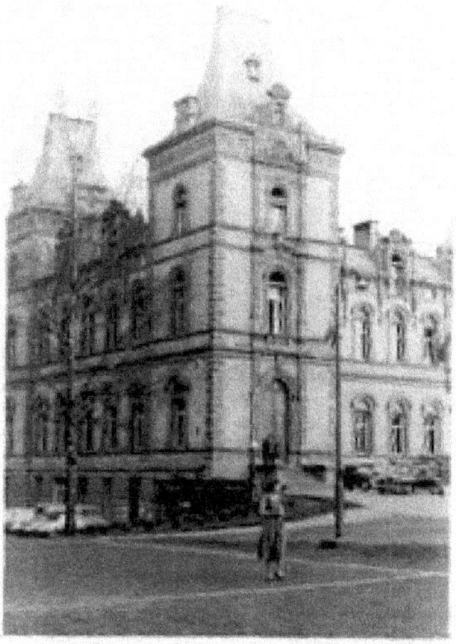
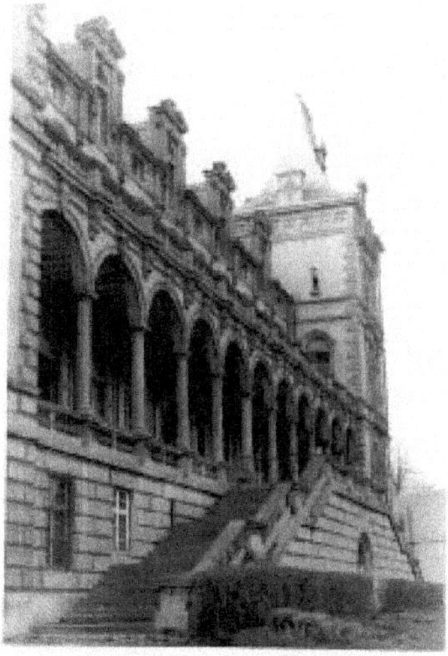

L'école et l'internat de l'Institut d'Argenteuil en 1956.

L'Institut d'Argenteuil devait donc être le choix idéal. Cependant, je n'apprécie pas du tout cette option, même si les enseignants y sont compétents et bienveillants et les condisciples souvent accueillantes et agréables à côtoyer. Les cours généraux et de préparation au Régendat me paraissent bien trop loin des études latin-math précédemment entamées et ceci me donne, à tort ou à raison, l'impression de perdre un temps précieux. Mais à l'époque, nous n'avions souvent qu'à accepter les décisions des parents, et à espérer trouver une orientation mieux adaptée par la suite. Je réussis bien les années scolaires qui suivirent, malgré mes incompétences définitives dans certains cours pratiques, en particulier la couture, cours dispensé par une professeure colérique, manquant vraiment de pédagogie et de patience envers les « sous-douées ».

Vers la diététique

La fin des humanités s'approche ainsi et, un an avant de rejoindre le régendat, j'entends parler d'une nouvelle profession qui se pratique en milieu hospitalier : la diététique, pratiquée aux États-Unis depuis une petite cinquantaine d'années, mais exercée depuis peu en Europe. Le voilà mon billet de sortie ! Ces études sont organisées à l'Université de Gand ou encore à Paris et me voici rêvant d'autres horizons, d'autres défis aboutissant à un métier nouveau qui me tente vraiment.

En France, c'est le professeur Jean Trémolières, responsable de la Section de Nutrition de l'Institut National d'Hygiène qui avait eu l'idée en 1950 de créer une école de diététique, avec la collaboration de Lucie Randoin, biologiste et hygiéniste, professeure à la Faculté de médecine de Paris, auteure d'une table de composition alimentaire qui fut un outil utilisé quotidiennement par les diététiciens. Le professeur Trémolières avait été en charge des patients souffrant de troubles de carences observés durant la Seconde Guerre mondiale et, après 1945, de la réalimentation des déportés revenus pour la plupart en état de maigreur extrême. De cette expérience acquise provenait son intérêt pour le traitement de la malnutrition et sa compétence internationalement reconnue dans ce domaine spécifique.

Comme l'écrivent Marie-Christine Puissant et ses collègues dans un livre intitulé *Diététiciens d'aujourd'hui*[1], Jean Trémolières était un humaniste qui considérait que la diététique est une science et un art de vivre. Former des diététiciens avait essentiellement pour objectifs l'humanisation et le confort des séjours prolongés à l'hôpital par l'amélioration de la qualité nutritionnelle et organoleptique des repas. Ceci devait permettre de prévenir la malnutrition souvent observée à l'époque au cours des hospitalisations habituellement plus longues qu'aujourd'hui. À l'hôpital Bichat, il enseignait les méthodes de prise en charge des maladies de la nutrition et les aspects psychologiques spécifiques aux patients dont le statut nutritionnel est altéré. Les cours portaient sur les états de dénutrition, de surcharge pondérale ou encore de pathologies dont le traitement implique une adaptation de l'alimentation. Lors de formations complémentaires que j'aurai la chance de suivre quelques années plus tard, cet humaniste insistait sur l'indispensable empathie dont les soignants doivent faire

1 Puissant, M.-C., *Diététiciens d'aujourd'hui*, Paris, Alone, 1995.

preuve. Il disait entre autres : « Une diététicienne qui n'est pas psychologue n'est pas non plus diététicienne ».

Cette capacité à appréhender le ressenti des patients paraît essentielle puisque dans la plupart des situations, il faut obtenir une modification de divers comportements, dont le comportement alimentaire. Et ces changements d'habitudes et de mode de vie doivent être suggérés aux patients atteints de maladies chroniques, chez lesquels l'inquiétude, voire l'angoisse, est prédominante. Aucun document standardisé, aussi bien écrit, bien pensé, bien illustré soit-il ne remplacera jamais un entretien caractérisé par une approche attentive et empreinte d'empathie.

Il fallait aussi faire preuve de belles capacités d'adaptation puisque la profession de diététicien(ne) était nouvelle à cette époque. Il faudrait donc s'intégrer à une équipe médicale et paramédicale qui ignorait ce métier, se faire accepter, d'une part en respectant les autres intervenants, et d'autre part en montrant le bénéfice de notre action pour le patient.

Les études diététiques à Argenteuil

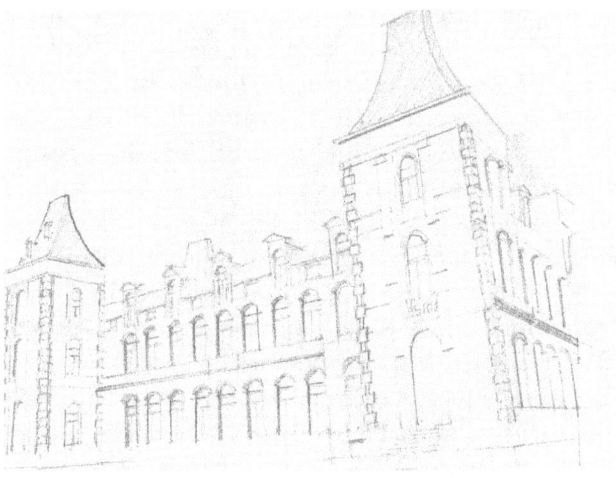

Château d'Argenteuil, dessin par O. Irala, architecte.
Juin 2016.

Le hasard, encore lui, fit que la direction de « notre école au milieu des bois » allait ouvrir une section de diététique qui se donnerait en trois années d'étude après la fin des humanités.

La possibilité d'une telle option m'intéresse. Je m'y inscris aussitôt les humanités terminées et nous voici bientôt six étudiantes, aussi enthousiastes que les professeurs qui ont accepté ce nouveau défi. Les cours sont dispensés par des médecins spécialisés en gastro-entérologie, nutrition, biochimie, pédiatrie, ainsi que par des diététiciennes récemment diplômées, mais déjà expérimentées au plan pédagogique puisqu'elles enseignaient en tant que régentes ménagères et faisaient partie du corps enseignant de l'Institut d'Argenteuil depuis quelques années. Elles venaient d'effectuer des stages en milieu hospitalier universitaire à Paris et à Marseille. De jeunes professeurs de chimie, physique, mathématique, biochimie, bromatologie, néerlandais et anglais et un professeur de psychologie complètent l'équipe enseignante.

Les études de diététique en 1959 en Belgique

Durant la première année d'étude, nous apprenons, au-delà des cours d'anatomie, de chimie, biologie, biochimie, géographie de l'alimentation, à connaître les aliments de manière approfondie et sous divers aspects, de la bromatologie aux méthodes de fabrication. Il fallait en apprendre la composition nutritionnelle et aussi les spécificités au plan de la culture, des préparations culinaires, des particularités organoleptiques, du poids des portions, des habitudes de consommation. Nous apprenons aussi les aspects microbiologiques, les méthodes de conservation, de préparation en cuisine de collectivité. Madame Denise Leduc-Empain nous initie à l'organisation et aux réglementations afférentes au fonctionnement de ces unités de restauration collective. Il faut apprendre les spécificités du matériel, les aspects économiques et microbiologiques liés à la restauration dans les institutions de soins. Nous visitons des entreprises, des collectivités diverses, des hôpitaux afin de nous familiariser avec ce monde qui nous est totalement inconnu. On nous apprend à élaborer des menus pour différents types d'institutions, menus dont la composition rencontre les normes publiées dans les recommandations nutritionnelles officielles.

Parmi les tâches quotidiennes des diététiciennes, l'évaluation des habitudes et comportements alimentaires est pratiquée avec pour objectif la correction ou l'adaptation de l'alimentation en fonction de la maladie. Il faut donc acquérir les méthodes et techniques permettant d'évaluer correctement le poids des portions alimentaires, de retenir la composition des aliments en termes de principaux nutriments et s'exercer à calculer rapidement les principaux apports nutritionnels d'un menu quotidien. Point de calculettes pour nous y aider et encore moins l'idée qu'un jour des ordinateurs calculeront tout cela à notre place ! Que d'heures passées à intégrer et pratiquer ces exercices, quelquefois en arpentant à plusieurs les sentiers du parc du Château, à l'issue des cours.

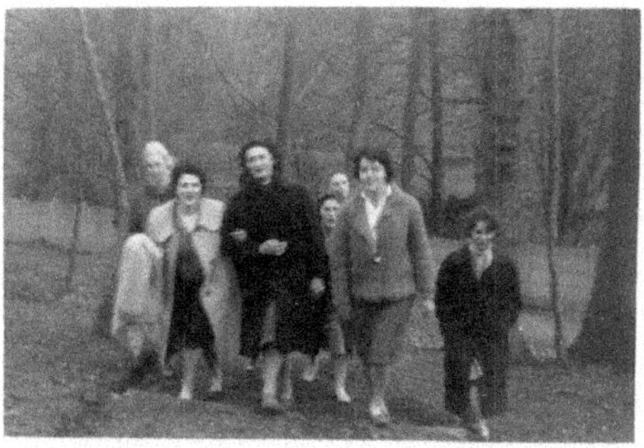

Il fallait aussi apprendre à interroger au sujet des habitudes alimentaires, de l'évolution des comportements en matière de nutrition, des facteurs associés à la qualité et à la quantité des aliments consommés ainsi qu'aux refus alimentaires spécifiques. Madame Rahier, notre professeure de psychologie, allait nous transmettre les connaissances indispensables à tout membre d'une équipe médicale et paramédicale qui devrait un jour s'entretenir avec les patients ou leur famille. Il fallait pouvoir tenir compte des spécificités de patients souffrant de troubles alimentaires ou bien de pathologies impliquant une adaptation du mode alimentaire ou d'un état de malnutrition.

Nous devions aussi apprendre la manière d'aborder les patients lors d'une prise en charge en milieu hospitalier. Madame Rahier (nous encore moins) n'avait pas la moindre idée de la manière dont se déroulait un entretien diététique ! Elle suggéra d'organiser des jeux de rôles qui devinrent le plus souvent des jeux « drôles » car aucun interlocuteur ne savait ni que dire ni que répondre. Il faut ajouter qu'il n'y avait que quelques diététiciennes fraîchement diplômées en Belgique qui commençaient à travailler dans les hôpitaux universitaires auprès de médecins qui ignoraient, pour la plupart, les spécificités de ce nouveau métier. Elles étaient souvent reléguées dans le coin d'une cuisine centrale, à observer le fonctionnement et à tenter de corriger des erreurs flagrantes. Tout cela était bien loin des objectifs de la création de cette nouvelle profession destinée à améliorer l'état de nutrition des patients. La collaboration avec les équipes de soins et les médecins était pratiquement inexistante. Les diététiciennes étaient trop souvent sous la coupe d'économes qui ne connaissaient pas les pathologies pour lesquelles l'alimentation devait être modifiée et sous-estimaient l'importance des régimes alimentaires, lesquels se résumaient selon eux, à une alimentation plus ou moins sans sel, plus ou moins sans sucre, régimes dits « d'épargne gastrique », bouillons de légumes divers.

Les différentes pathologies qui impliquent une modification du régime alimentaire ne nous avaient pas encore été enseignées. Il fallait donc faire preuve d'imagination. Devant ces difficultés bien évaluées par notre professeure de psychologie, il fut décidé d'en rester à des généralités et d'enseigner les aspects de la pratique d'entretiens avec les patients lors d'un autre cours de psychologie, en deuxième et puis en troisième année. En deuxième année, les études se poursuivent en milieu hospitalier. Là, nous entrons dans la réalité de la vie de diététicienne. Nous commençons à entrevoir notre cadre de vie professionnelle.

Les stages

Les élèves de la section de diététique encadrées par le docteur René Platteborse, en charge du service de Gastro-entérologie et d'Hépatologie ainsi que par des diététiciennes récemment diplômées, Monique Comilia et Denise Leduc-Empain, assurent le fonctionnement du service de Diététique de l'hôpital Molière, à Saint-Gilles, une commune de Bruxelles.

En deuxième année, les stages portent essentiellement sur les aspects de l'organisation de l'alimentation collective, le fonctionnement des cuisines centrales, l'étude du matériel, la qualification du personnel à engager dans ces cuisines spécialisées, les conditions d'hygiène, la participation à l'élaboration de menus en tenant compte des différentes pathologies.

Dès la troisième année d'étude, les étudiantes, sous le contrôle de leurs professeurs, médecins et diététiciennes, assurent le fonctionnement du service de Diététique de cet hôpital général, à la fois pour la prise en charge nutritionnelle des patients hospitalisés et pour la prescription de régimes diététiques dans le cadre de consultations de gastro-entérologie. Les cours théoriques sont dispensés à raison d'un jour par semaine.

Chaque jour, un tour de salle est effectué en compagnie du professeur de gastro-entérologie responsable de notre formation qui exige que les étudiants connaissent parfaitement et de mémoire les particularités nutritionnelles et les paramètres biologiques des patients dont ils ont la responsabilité au plan de l'alimentation. Un document d'interrogatoire diététique et de suivi est élaboré, que nous devions compléter quotidiennement en calculant les ingesta réels, les refus alimentaires, en notant le poids et autres mesures anthropométriques selon les pathologies concernées. La technique de l'interrogatoire alimentaire nous est enseignée en pratique hospitalière cette fois, et nous réalisons ces entretiens chaque jour dans le cadre de la prise en charge de nouveaux patients.

Nous comprenons vite qu'il s'agit de l'une des spécificités de notre métier ainsi qu'il faut connaître les relations entre la nutrition et les pathologies concernées que les techniques d'évaluation des portions alimentaires réellement consommées. Nous devons aussi réaliser les documents expliquant le mode alimentaire à adopter lors du retour des patients à domicile.

Notre formation théorique et pratique est ainsi assurée au quotidien. Il ne s'agissait pas de stages « contemplatifs » à horaire fixe. Nous quittions notre service après un dernier tour des salles d'hospitalisation afin de vérifier que les patients pris en charge avaient reçu et consommé les repas appropriés. Les étudiants étaient prévenus lors de l'inscription : les candidats aux horaires fixes devaient envisager une autre orientation.

Nous apprenons très vite le sens de la responsabilité et de l'organisation de notre travail puisque nous sommes évaluées au quotidien. Cette méthode d'enseignement nous rend toutes aptes à travailler avec confiance en nos capacités dès la fin des études.

La spécificité pédiatrique

Nous sommes en juin 1961, à la veille des examens permettant d'accéder à la troisième et dernière année d'étude à l'issue de laquelle nous obtiendrons le diplôme de graduée en diététique A1. Nous sommes assez rassurées quant aux possibilités de trouver un emploi puisque plusieurs médecins hospitaliers envisagent d'inclure des diététiciennes dans l'équipe soignante ou dans les équipes de gestion de l'alimentation collective. D'autre part, il y a très peu de diététiciennes diplômées.

C'est dans ce contexte que durant la seconde année d'étude, peu de temps avant les examens de fin d'année, notre professeur de diététique infantile, le docteur Helmut Loeb, alors jeune pédiatre, mentionne qu'un poste de diététicienne sera bientôt ouvert à l'hôpital universitaire Saint-Pierre, dans le service de Pédiatrie dirigé par le professeur Robert Dubois, et ce dans le cadre de la création d'une unité métabolique. Pour obtenir ce poste, il faudra, nous dit-il, lire des livres et des articles spécialisés durant les vacances.

Le jour de l'examen, mes congénères me proposent de passer l'examen en dernier lieu et de lui demander la liste des livres et articles à consulter. L'avenir nous montrera combien il m'est difficile de dire non. Sur le plan professionnel évidemment ! Ce qui fut dit, fut fait.

Nous étions bien naïves de croire qu'il suffisait de lire quelques articles pour pouvoir aborder les problèmes nutritionnels liés à la spécificité des pathologies pédiatriques. Ce qui nous était proposé, c'était d'effectuer des stages supplémentaires durant toute la prochaine année scolaire et de participer activement à l'installation du service de Diététique pédiatrique, à l'élaboration des méthodes de travail au sein d'une unité métabolique et au choix des locaux et de leur équipement dans la limite des budgets disponibles.

Étant la seule suffisamment irréfléchie pour accepter ces heures de stages supplémentaires, qui laisseraient bien peu de temps de loisirs, j'ai participé à la mise en place de ce nouveau service de Diététique.

C'est en 1961 que l'idée de créer une première unité de diététique pédiatrique en Belgique a été émise par le docteur Helmut Loeb, qui avait choisi de se spécialiser dans l'étude des erreurs innées du métabolisme. Au cours d'un séjour effectué dans l'unité métabolique de l'hôpital Necker-Enfants Malades à Paris, il avait été impressionné par le rôle fondamental et la qualité du travail d'Anne-Marie Dartois, première diététicienne ayant choisi d'exercer en pédiatrie, en France.

Il a ensuite convaincu le professeur Robert Dubois, chef du service de Pédiatrie, de la nécessité de développer une telle unité métabolique incluant, entre autres, une diététicienne qui travaillerait exclusivement en pédiatrie. Ce dernier était très sensible à la dénutrition et la malnutrition induites par différentes situations sociales ou médicales. On peut notamment le lire dans son livre intitulé : « Quelques problèmes de pédiatrie[2] – Dénutrition et malnutrition »

La troisième partie de cet ouvrage est intitulée : « L'impossibilité de prospérer normalement – Une puériculture différenciée ». L'auteur décrit de nombreuses situations cliniques, causes ou conséquences de dystrophies, d'athrepsie, de Kwashiorkor. Un chapitre est consacré à l'état des connaissances dans le domaine des « erreurs congénitales biochimiques ». Il cite notamment le professeur Robert Debré qui écrit en 1968 : « Déjà la prévention de certains troubles est possible : le succès que rencontre l'application de régimes bien calculés est connu de tous et on pressent de nouveaux progrès en ce domaine ».

On comprend, en lisant ce livre, que Robert Dubois ait été sensible à l'idée de créer au sein de son service une unité diététique. Il a immédiatement pris la décision que la diététicienne de pédiatrie ne travaillerait en aucun cas dans les unités de soins pour adultes. Par la suite, il a toujours été attentif à m'offrir des conditions de travail optimales.

---

2 Dubois-Manne, R., *Quelques problèmes de la Pédiatrie – Dénutrition et Malnutrition*, Bruxelles, Lesigne, 1970.

Les qualités professionnelles d'Anne-Marie Dartois ont joué un rôle essentiel dans l'idée de la création de cette première unité de diététique pédiatrique belge organisée à l'hôpital universitaire Saint-Pierre durant l'année 1961-1962.

En juin 1962, après deux mille cinq cents heures de stage, la troisième année terminée et le diplôme acquis, j'ai commencé immédiatement, bénévolement dans un premier temps, ma carrière au sein de cette unité métabolique destinée, entre autres, au diagnostic et au traitement des maladies induites par un déficit enzymatique. Parmi ces maladies, certaines peuvent être traitées uniquement par le suivi d'un régime alimentaire très précis, excluant le nutriment qui cause les symptômes et assurant en même temps des apports nutritionnels compatibles avec les besoins de croissance et d'un développement optimal. L'erreur alimentaire peut avoir des conséquences très graves au plan de la santé physique ou mentale du nourrisson ou de l'enfant. La responsabilité de la diététicienne est, par conséquent, très engagée, non seulement dans l'élaboration d'un régime excluant ou limitant le nutriment concerné, mais aussi en calculant correctement les apports nutritionnels indispensables. Il s'agit d'établir le plan alimentaire adapté aux besoins spécifiques de l'enfant en tenant compte de l'âge, des capacités digestives, des goûts et refus alimentaires, des habitudes familiales, des interdits liés à la religion des parents. Il faut ensuite réaliser un document expliquant le régime d'exclusion mais aussi développer une méthode de communication qui permette de convaincre les parents de l'importance d'un suivi rigoureux. Ce défi me plaît et c'est avec enthousiasme que je collabore et me rends aussi disponible que possible dans cette jeune équipe médicale et paramédicale.

Mais la vie ne réserve pas que de belles histoires

L'enthousiasme de pouvoir me consacrer à temps plein à cette profession, dont j'entrevois l'intérêt et les possibilités de développement, puis la perspective d'aboutir bientôt à un engagement officiel, m'avaient permis de communiquer ce bonheur à ma famille. Mes deux frères aînés étaient fiers des résultats de leur « petite sœur » et tout allait pour le mieux.

Ce bonheur allait se briser brutalement. Le plus jeune de mes deux frères, Jacques, est décédé accidentellement le 22 août 1962, en service commandé à l'armée. Il était marié et père de deux enfants, Marc, âgé de sept ans, et Dominique âgée de trois ans.

J'étais ainsi confrontée pour la première fois à un deuil lourd de conséquences pour l'ensemble de ma famille. Le courage dont mes parents ont fait preuve, la possibilité d'effectuer un travail passionnant et la bienveillance des membres de l'équipe pédiatrique m'ont permis de trouver les ressources indispensables pour surmonter cette épreuve. Cette expérience douloureuse m'a probablement aidée à mieux appréhender la souffrance des autres et à faire preuve d'empathie vis-à-vis des enfants et des familles confrontés à la maladie et à la mort.

Treize ans plus tard, je devais revivre le même drame : mon frère aîné cette fois est décédé de manière inopinée à la suite d'une maladie. Il laissait, lui aussi, une enfant âgée de sept ans, Valérie dont je m'occuperai durant de nombreuses années, comme il me l'avait demandé.

Mais la vie continue… se consacrer utilement aux autres est une composante essentielle du bonheur.

L'unité métabolique pédiatrique

Ce qui me plaisait dans cette gageure ? En tentant de répondre à cette question, je me remémore l'enthousiasme de toute l'équipe pédiatrique de l'unité métabolique et le défi qu'il fallait relever. Ainsi, l'adaptation individuelle de l'alimentation de ces nourrissons malades aboutit à l'amélioration de la croissance staturo-pondérale, à celle du développement psychomoteur, quelquefois à leur survie.

La participation à une nouvelle activité et la nécessité de créer de nouvelles méthodes de prise en charge nutritionnelle de ces pathologies spécifiques me passionnaient. Quelle belle récompense de voir un enfant recouvrer la santé grâce entre autres, à nos recommandations nutritionnelles. Cependant, ce n'était pas simple tous les jours et la jeune diététicienne que j'étais, se sentait parfois bien seule devant les problèmes posés.

Les pédiatres ont fait de grands progrès dans les méthodes de dépistage et de diagnostic de ces maladies métaboliques durant les années 1960. Dès lors, des solutions pratiques doivent être élaborées par des infirmières, des psychologues, les kinésithérapeutes et par la diététicienne, qui tous seront impliqués à des degrés divers tout au long de la vie de ces enfants. Chacun doit faire preuve de rigueur, de créativité tout en respectant les compétences des autres membres de l'équipe. Il faut aussi apprendre à gérer ses émotions devant la douleur des enfants et de leurs parents face à la maladie.

Le professeur Robert Dubois avait donné une place très importante à la pédopsychiatrie, de sorte que des pédopsychiatres et des psychologues étaient souvent impliqués dans la prise en charge des patients et de leur famille. Leurs compétences m'ont souvent aidée à trouver l'équilibre et la sérénité requis pour effectuer un travail efficace. J'ai pu aussi bénéficier des conseils et du soutien d'infirmières pédiatriques aux qualités professionnelles exceptionnelles. Je pense, entre autres, à Madame Arckens, cheffe de salle de l'unité métabolique, par la suite monitrice du service de Pédiatrie.

Les maladies métaboliques liées aux glucides

La première histoire rencontrée est celle d'une famille qui avait vécu le drame de perdre deux enfants à intervalle de deux ans, dès leurs premiers jours de vie. Ces deux nourrissons avaient reçu un peu d'eau sucrée dans les premières heures de vie, comme cela se faisait quelquefois à la fin des années 1950. Ils avaient ensuite présenté des vomissements et avaient été mis en perfusion avec une solution contenant du fructose, traitement habituel à l'époque. Ils étaient rapidement décédés en raison d'une altération hépatique grave. Le diagnostic post-mortem a été celui d'intolérance congénitale au fructose dont un premier cas avait déjà été diagnostiqué dans le service. Une nouvelle grossesse s'annonça dans cette famille.

La naissance prévue dans notre hôpital était attendue de pied ferme. Toute l'équipe médicale bien informée est prête à accueillir ce bébé et à veiller à ce qu'en aucun cas cet enfant ne reçoive du fructose, que ce soit en perfusion ou par voie orale. Ainsi ce bébé ne pourra pas recevoir de biberon d'eau sucrée au saccharose (un mélange de fructose et de glucose). Isabelle est née et très vite diagnostiquée comme étant aussi atteinte de fructosémie.

L'alimentation sous lait maternel ne pose aucun problème mais il faut dire et répéter au personnel soignant que l'eau sucrée, pourtant proposée au quotidien à tous les nourrissons, est formellement interdite. De même, pas de lait concentré sucré quelquefois proposé à l'époque avant une tétée pour stimuler l'enfant à boire. Il faut aussi expliquer la maladie à la famille et la persuader de ne proposer aucun autre aliment sans l'avis des pédiatres spécialisés. L'âge de la diversification alimentaire étant à cette époque de plus ou moins trois mois, il faut élaborer la liste des légumes sans la moindre trace de fructose, prendre en compte la variation de composition des pommes de terre qui au long de la maturation, peuvent en contenir des traces. Il faudra ensuite apprendre à la maman à faire le pain elle-même puisque le pain du commerce contient du saccharose, tout comme l'additif souvent utilisé pour prolonger la « fraîcheur » du pain. Il faut penser aussi à vérifier la liste des médicaments qui devront être écartés et en avertir le médecin de famille (tous les sirops entre autres). Nous avons effectué cette liste en collaboration avec le pharmacien de l'hôpital. Isabelle sera suivie régulièrement et ainsi, l'idée d'une consultation multidisciplinaire s'impose dès 1963.

Finalement cette maladie métabolique est relativement aisée à traiter dans la mesure où les enfants souffrant de fructosémie développent généralement un dégoût inné pour le sucré et rejettent donc spontanément les aliments qui ne leur conviennent pas. Ce n'est cependant pas toujours le cas lorsque le fructose est présent à l'état de traces dans certains légumes. Le problème se pose donc essentiellement lors de perfusions ou de prise de médicaments.

D'autres maladies métaboliques liées aux sucres, la galactosémie et la glycogénose de type 1, supposent une prescription diététique précise et la nécessité de mettre au point des régimes spécifiques.

Il a fallu établir les listes d'aliments sans fructose, puis sans galactose et veiller aux formes « cachées », informations que nous avions reçues dans les cours de biochimie, de bromatologie et dans les publications récentes.

Il était aussi indispensable de trouver des recettes permettant quand même de fêter Saint-Nicolas, Noël et autres fêtes ou anniversaires. Il fallait aussi trouver les équivalences de produits diététiques disponibles à l'étranger afin de faciliter l'application des régimes durant les périodes de vacances.

Ces pathologies sont peu connues à l'époque et je suis la première diététicienne à y être confrontée en Belgique. J'ai donc effectué un stage dans l'unité de diététique de l'hôpital Necker-Enfants Malades à Paris où exerçaient notamment Anne-Marie Dartois et Marielle du Fraysseix qui m'ont permis d'acquérir les compétences permettant d'affronter la plupart des situations rencontrées.

— L'intolérance au glucose-galactose

En 1964, un nourrisson nouveau-né, recevant exclusivement du lait maternel pendant son séjour à la maternité, présente de très nombreuses selles liquides et acides émises toutes les demi-heures, ce qui induit une déshydratation compensée par une perfusion intraveineuse. L'enfant n'a pas de fièvre. Il est très improbable qu'il s'agisse d'une maladie infectieuse. Le docteur Helmut Loeb suspecte immédiatement une intolérance au glucose-galactose. Plus ou moins vingt cas sont décrits dans la littérature médicale de l'époque dont aucun en Belgique. Donc aucune expérience de cette maladie nutritionnelle dans notre pays.

Il faut confirmer le diagnostic évoqué en proposant à cet enfant un régime sans galactose (donc sans lactose, donc sans lait maternel ni aliment diététique) et sans glucose (donc sans dextrine-maltose, sans saccharose, sans amidons)… à réaliser dans les deux heures… Si après un tel régime la diarrhée s'arrête, le diagnostic est correct. Des tests biochimiques seront effectués par la suite.

La solution doit être trouvée très rapidement. Ce nourrisson ne peut rester sous perfusion ni être privé de protéines, de lipides et de glucides plus longtemps et l'alimentation parentérale est inexistante à cette époque. Un petit appel téléphonique à mon éminente collègue parisienne ne m'aide pas du tout cette fois. Anne-Marie Dartois sait que cette pathologie existe mais n'a pas encore rencontré de cas.

Il faut donc composer un régime liquide à base de protéines de lait sans lactose, d'huiles et de fructose, le tout dans les proportions du lait maternel. Encore faut-il que cela passe au travers de la tétine et que le bébé accepte de boire.

Nous disposons de poudre pure de caséinate de calcium utilisée pour enrichir en protéines certains régimes, ne contenant que des traces de lactose. Pour l'huile pas de problème et pour le fructose il peut être procuré par le pharmacien dans le délai voulu. Il faut encore trouver le moyen d'ajouter des oligo-éléments et des vitamines. Une préparation sera effectuée par nos spécialistes de la biberonnerie qui fabriquent plus de cinq cents biberons par jour et sont toujours intéressées par la nouveauté. Elles ont, entre autres, résolu l'ajout d'oligo-éléments en prélevant à la seringue le contenu de gélules d'*Omnibionta* ®, préalablement humidifiées. Et le tour est joué dans les deux heures exigées.

Les biberons sont prêts. Les infirmières en ont proposé un au bébé qui ne se fait pas prier pour le boire. Pas de nausées, pas de refus. Tout va bien. Il suffit désormais de surveiller le lange pour savoir si le diagnostic est correct.

Les infirmières, médecins et moi-même nous relayons au chevet de bébé-Lily. Lily reste au sec, plus de selles liquides, elle boit les biberons avec plaisir, semble-t-il. Là, elle va certainement reprendre du poids, et sans perfusion.

Chaque nutriment joue un rôle essentiel et souvent irremplaçable.

Le lendemain matin, plus aucune trace de diarrhée, Lily a bien dormi : le diagnostic est donc vraisemblablement correct. Il sera néanmoins précisé ultérieurement. Ce bébé est bien hydraté, tout va bien. Soigneusement pesé chaque matin, même si aucune diarrhée, aucun vomissement ni refus alimentaires ne sont observés, le poids reste imperturbablement le même. On augmente l'apport énergétique, 100 puis 120 puis 150 kcal/kg/jour. Tout va sauf le poids qui ne décroche pas. On avait pourtant pensé à tout. Les oligo-éléments et les vitamines, entre autres.

En vérifiant la composition de notre régime miracle, nous comprenons qu'il ne contient pas de sel (NaCl). Et bien sûr, sans sodium du tout, pas de croissance possible. Plus jamais durant les prochaines dizaines d'années je ne l'oublierai ! Un ajout de deux milliéquivalents de Na/kg de poids et par jour a permis cette fois une prise de poids tout à fait normale.

Cette notion fait partie de mon enseignement depuis ce jour-là, en me servant de cette belle histoire qui se termina bien. Nous avons aussi appris que, au-delà de 7 % de fructose par rapport au volume total d'eau, on provoque l'émission de selles liquides. Nous commençons à entrevoir le rôle de l'osmolarité d'un lait pour nourrisson, ce qui nous sera très utile bien plus tard. Cette première observation date de 1965.

Ainsi la recherche de solutions pratiques pour résoudre les problèmes nutritionnels que posent les pathologies métaboliques ou digestives a permis d'acquérir de nouvelles compétences en matière d'alimentation générale du nourrisson.

Comment diversifier l'alimentation dans ce cas ?

Là, il nous reste quelques semaines pour réfléchir à la diversification alimentaire de notre Lily : pas de fruits, peu de légumes autorisés ; seuls la viande, le poisson, les œufs, certains fromages et les graisses ne posent pas de problème de tolérance digestive. Mais comment équilibrer les apports de protéines, lipides et glucides, le fructose et l'inuline étant dans ce cas la seule source de glucide toléré et en concentration limitée ? Dans quel aliment cette enfant pourrait-elle mordre dans quelques mois ?

Les cours de biochimie nous avaient appris qu'il existe un polymère de fructose, l'inuline. Il y en a dans les topinambours qui à l'époque, servaient uniquement à la nourriture du bétail. Aujourd'hui ils font partie des « légumes oubliés » dont le coût a évolué sans doute proportionnellement à la durée de l'oubli !

Où trouver des topinambours ? Il suffit de poser la question au ministère de l'Agriculture et de s'armer de patience. Après avoir tenté de rejoindre la plupart des bureaux de ce ministère, l'on me dit en se moquant que cela ne sert pas à l'alimentation des nourrissons ! C'est réservé au bétail et, à l'époque, ces tubercules ne sont nullement proposés dans les épiceries fines. Je persévère. « Je veux trouver des topinambours » et quelques heures plus tard j'en trouve dans la région d'Anvers. Ils nous seront fournis en quantités permettant de faire des réserves suffisantes !

Pour offrir une alimentation diversifiée et attrayante, il a fallu faire appel à l'imagination de toute notre équipe. Élaboration de recettes de pain sans farine, à base de caroube, choix de légumes contenant peu de glucides, etc. Dès 1971, nous avons pu bénéficier de l'aide efficace d'une brillante assistante, Madame Jeanine Grandmaison, régente ménagère, particulièrement douée en techniques culinaires ; nous élaborerons ensemble différentes recettes permettant de diversifier l'alimentation de ces enfants.

— L'esprit d'équipe est indispensable

J'ai rapidement acquis la conviction que la prise en charge efficace de jeunes patients souffrant de pathologies métaboliques ou d'autres maladies chroniques requiert la participation active de tous et en tout premier lieu des parents. Il faut ainsi élaborer des méthodes de communication adaptées aux spécificités des familles, pour leur expliquer l'importance du mode alimentaire dans le développement et la survie du bébé.

Il est tout aussi indispensable d'informer tous les membres de l'équipe soignante comprenant tous les intervenants à quelque niveau que ce soit. Il faut expliquer les diagnostics, les enjeux, les conséquences des erreurs de préparation ou de distribution de biberons, en bref informer non seulement le personnel chargé de la préparation des repas mais aussi les infirmières de pédiatrie, tout le personnel médical et paramédical qui gravite autour de l'enfant. Une information détaillée et documentée est une clé indispensable pour assurer efficacement le traitement à long terme de ces maladies induites par des erreurs innées du métabolisme ou encore celles liées à des intolérances digestives ou autres allergies alimentaires.

Je rends hommage ici à l'équipe de la biberonnerie dont le personnel, trop rarement cité, a mis toutes ses compétences à réaliser les préparations particulières adaptées aux recommandations théoriques, en innovant et en mettant au point de nouvelles techniques efficaces.

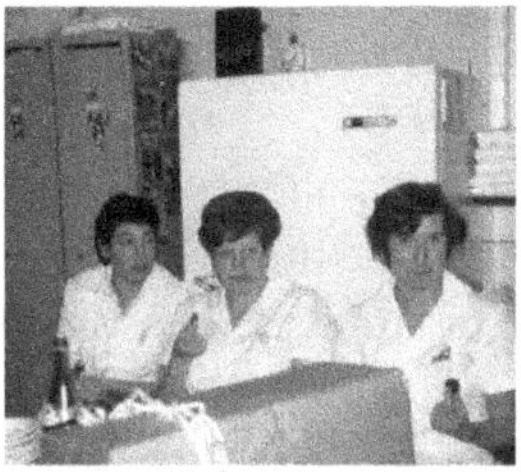

A. Van der Borght, A. Vandermeers
J. Grandmaison

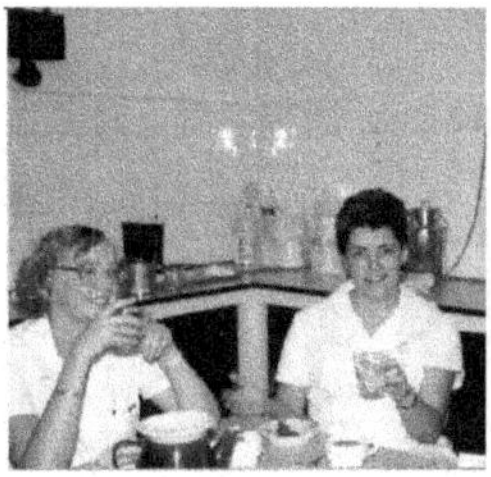

M. Robert
M.-J. Mozin

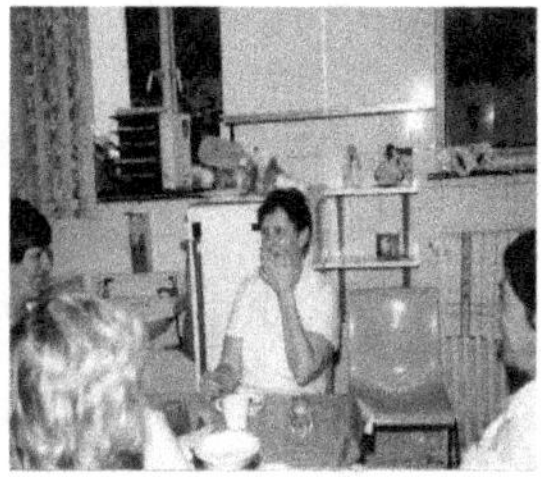

N. Degrande
C. De Wyngaert

Quelques membres de l'équipe de diététique pédiatrique et de biberonnerie de l'hôpital Saint-Pierre, en 1978.

Se rendre disponible le plus souvent possible, informer le personnel qui sera présent durant les nuits, les week-ends ou les périodes de vacances, c'est sur cette base que s'est constituée durant cette belle époque, une véritable équipe soignante, évaluée non sur la base des diplômes obtenus, mais sur l'intelligence pratique et le respect de tous, à commencer par le patient. Que d'enthousiasme dans notre équipe médicale et paramédicale ! Personne ne consulte sa montre en fin de journée. On quitte l'hôpital lorsque chacun des patients a reçu ce dont il a besoin au moins jusqu'au lendemain. L'exemple nous venait du sommet de l'équipe.

La phénylcétonurie et la mucoviscidose

Le professeur Robert Guthrie met au point un test de dépistage de la phénylcétonurie en 1958, à l'hôpital universitaire de Buffalo, état de New York, USA. Au début des années 1960, le professeur Henri Vis s'intéresse très tôt à ces pathologies et organise le dépistage de cette erreur innée du métabolisme, à l'hôpital universitaire Saint-Pierre. Dès 1965, tous les nouveau-nés belges bénéficient systématiquement du Test de Guthrie. Les premiers nourrissons qui présentent cette maladie entraînant un retard mental si un traitement n'est pas instauré dès les premiers jours de vie, sont pris en charge à l'unité métabolique. Le traitement est exclusivement diététique à cette époque et le professeur Vis me demande de collaborer à l'organisation du suivi nutritionnel de ces enfants.

Un aliment diététique adapté a été mis au point aux États-Unis. Il faut rapidement obtenir la collaboration des pharmaciens de l'hôpital, des responsables de la gestion des produits diététiques pédiatriques afin de disposer de ce produit qui doit être administré dès l'admission du nourrisson phénylcétonurique. Il faut à nouveau expliquer à l'ensemble du personnel infirmier et au personnel de la biberonnerie l'importance d'une prise en charge immédiate de ces patients, des conséquences d'erreurs diététiques et par conséquent, de la rigueur indispensable dans la préparation et la distribution des repas.

Le professeur Henri Vis détermine les limites des apports de phénylalanine du régime à proposer et les modalités de suivi et d'adaptation. Il me fait confiance pour l'organisation pratique de cette prise en charge et m'invite à le rejoindre aux consultations spécialisées au cours desquelles je serai chargée de pratiquer des anamnèses alimentaires, de calculer avec précision (et toujours sans calculette !) les apports en phénylalanine et de proposer l'adaptation du régime aux résultats de la phénylalaninémie, à l'évolution staturo-pondérale, aux difficultés rencontrées et à la tolérance digestive.

À nouveau, il faut prévoir l'adaptation de la diversification alimentaire, établir la liste des aliments à choisir et leur teneur en phénylalanine, développer des outils didactiques pour les parents. Ensuite, ces enfants grandiront et progressivement, il faudra leur expliquer la maladie et les raisons pour lesquelles le régime alimentaire doit être bien suivi et bien adapté. Comme pour toute maladie chronique, la collaboration du jeune patient autant que de ses parents est indispensable. Le matériel didactique sera progressivement adapté.

Maîtriser les techniques de communication est une qualité indispensable pour rendre la pratique de la diététique pédiatrique efficace. Les maladies métaboliques se diversifient mais, une fois l'organisation de leur prise en charge établie, il reste du temps à consacrer à d'autres patients. Ces maladies sont heureusement rares et n'occupent pas une diététicienne à temps plein, à cette époque.

D'autres pédiatres me proposent de participer à la prise en charge nutritionnelle des patients dont ils ont la charge. De nouveaux défis passionnants avec toujours la même approche : respect des décisions médicales, collaboration avec tous les membres de l'équipe de soins, compréhension de l'enfant et des parents, pour un retour à un meilleur état de nutrition.

Ainsi, les progrès de la prise en charge des jeunes enfants atteints de mucoviscidose permettent d'améliorer leur espérance de vie. L'ajout d'enzymes pancréatiques et l'adaptation de l'alimentation améliorent la croissance staturo-pondérale. Les docteurs René Van Geffel et Daniel Baran me demandent d'organiser la pratique de bilans digestifs qui permettent de vérifier l'efficacité des enzymes pancréatiques, proposés sous forme de poudre de pancréas lyophilisés, et d'en déterminer mieux la posologie. Ils me proposent aussi de participer aux consultations de suivi. Nous nous mettons d'accord sur les caractéristiques nutritionnelles à promouvoir. Nous avons refusé certaines recommandations nutritionnelles en vigueur dans d'autres pays. Un régime pauvre en lipides, mais hypercalorique, était suggéré puisque les lipides mal absorbés étaient, selon certains auteurs, responsables de diarrhées chroniques. Une alimentation hypercalorique pauvre en lipides est forcément hyperglucidique, déséquilibrant la flore intestinale et augmentant l'osmolarité de l'aliment diététique, souvent responsable d'une diarrhée de fermentation. Nous avons donc été à l'encontre de cette recommandation en proposant une alimentation hypercalorique et équilibrée et en adaptant correctement l'opothérapie substitutive (pancréas lyophilisé). Ne parle-t-on pas aujourd'hui de l'importance des lipides en termes quantitatifs et qualitatifs dans la nutrition de ces patients ?

Mon rôle est à nouveau d'être à l'écoute des parents qui rencontrent des difficultés pour appliquer les recommandations nutritionnelles.

Ils demandent comment gérer les refus alimentaires lors d'épisodes infectieux, par exemple, et tant d'autres difficultés sur le plan de la nutrition, liées au traitement de la maladie. Durant l'hospitalisation, il faut bien coordonner les soins. Ainsi, il est nécessaire d'accorder les traitements des différents intervenants en proposant, par exemple, aux kinésithérapeutes de programmer le drainage pulmonaire avant les repas puisque ce traitement est émétisant.

D'autre part, lorsqu'un enfant atteint de mucoviscidose souffre d'insuffisance cardiaque nécessitant de limiter les apports en sodium, il est important d'informer les infirmières de ne pas diluer les médicaments avec du sérum physiologique, de vérifier la teneur en sodium de certains antibiotiques afin d'adapter au mieux les apports nutritionnels. Une fois de plus, la collaboration avec les pédiatres, les kinésithérapeutes, le pharmacien et les infirmières est indispensable.

— Reconnaissance de l'utilité de la profession de diététicienne en pédiatrie

Le bénéfice de la diététique dans ces différentes pathologies chroniques a permis la reconnaissance du caractère indispensable d'une diététicienne spécialisée au sein du service de Pédiatrie tant par les pédiatres que par l'ensemble du personnel paramédical. Les premiers mois de ma présence, certains se posaient des questions quant à l'utilité d'une diététicienne dont on se passait depuis « toujours ». Mais petit à petit, les pédiatres m'impliquent dans le volet « nutrition » du traitement des enfants malades, constatant l'efficacité et le gain de temps que cela représente dans leur pratique quotidienne. Ainsi, la diététicienne est sollicitée en gastro-entérologie, diabétologie, néphrologie, cardiologie, cancérologie et au tout nouveau service de Réanimation pédiatrique.

D'autres pédiatres me demandent de collaborer à leurs activités de recherche ou encore aux activités sociales, telles que l'Association belge de lutte contre la mucoviscidose, organisée par l'efficace et dévouée infirmière sociale, Madame W. Luyckx et quelques parents qui souhaitent voir avancer la recherche et assister les familles.

Ma plage horaire est largement remplie dans et hors de l'hôpital.

L'enseignement

Mademoiselle Frère, directrice de l'école d'infirmières de l'Université libre de Bruxelles, aujourd'hui Haute École Ilya Prigogine, me demande d'assurer le cours de diététique auprès des élèves de première année. J'accepte, mais je n'avais pas trop le choix. Mademoiselle Frère était aussi la directrice du nursing, dont je dépendais. J'ai ainsi dispensé quelques heures de cours, en première année puis, quelques années plus tard, en deuxième année et enfin dans la section pédiatrique, le tout durant trente-cinq ans.

Cette activité m'a permis de développer les qualités didactiques indispensables à l'exercice de ma profession et à la communication relativement à la nutrition dans et hors de l'hôpital. J'ai aussi pu apprendre à mieux connaître et apprécier le travail et le mode de fonctionnement des infirmier(e)s avec lesquels je collaborais au quotidien depuis quelques années déjà.

Saint-Idesbald 1969 et les séjours de vacances pour les enfants et adolescents diabétiques

Pour « compléter » mon emploi du temps, le docteur Helmut Loeb me demande en 1968 de consacrer une semaine de mes vacances annuelles de l'été 1969 à la première colonie de vacances pour enfants diabétiques. J'accepte évidemment. Cela a donc duré quatre semaines par an durant dix ans !

L'organisation de cette nouvelle facette du métier nous était facilitée par l'expérience française puisque le professeur Henri Lestradet avait eu l'idée durant les années 1950 d'organiser ces séjours destinés à promouvoir l'autonomie des enfants et des adolescents diabétiques. L'objectif était aussi de rassurer les parents quant à leur implication dans les décisions à prendre pour leur enfant, notamment l'adaptation des doses d'insuline au quotidien. Il voulait montrer que le diabète de type 1 se traite par une adaptation correcte de l'insulinothérapie et non par une restriction sévère de glucides aboutissant quelquefois à un arrêt de croissance (Syndrome de Mauriac).

Sur base de l'expérience française, la décision fut prise d'organiser cette activité en Belgique. Le professeur Henri Lestradet nous a aidés dans l'organisation pratique. Pour ce qui est de l'alimentation, il nous a suggéré d'observer les habitudes alimentaires, les habitudes de vie, l'influence du stress sur l'équilibre glycémique avant d'imposer un régime alimentaire. Sylvie Machinot, la diététicienne de l'équipe et Anne-Marie Dartois, qui avaient participé aux séjours de vacances à la fin des années 1950 et publié leurs observations, nous ont conseillés pour l'organisation de ces séjours.

Tout commence par l'organisation, le recrutement des patients et la constitution d'une équipe d'encadrement. À mon niveau, il faut élaborer les méthodes spécifiques d'anamnèse diététique, prévoir les menus, rencontrer le personnel de l'institution qui va nous accueillir, préparer les documents nécessaires à la formation et l'information des parents au sujet de l'alimentation et prévoir le matériel didactique destiné aux enfants.

Une cinquantaine d'enfants provenant de différentes régions du pays, ont participé à ce séjour en 1969. Les traitements furent organisés par les pédiatres diabétologues et les soins assurés par des infirmières pédiatriques chargées de leur apprendre comment se faire correctement les injections d'insuline et quelques règles d'hygiène à respecter. Le rôle de la diététicienne était d'établir les menus et de coordonner la préparation des repas et collations, de participer à l'observation des ingesta spontanés et à l'enseignement.

L'équipe d'encadrement des activités sportives et ludiques était composée essentiellement d'étudiants en médecine et de professeurs d'éducation physique, coordonnée par un animateur exceptionnel, Patrick de Menten. Les enfants étaient là pour découvrir et participer à des activités de jeux et de sports, mais aussi pour apprendre à bien adapter l'insulinothérapie et à se nourrir de manière équilibrée. Ces apprentissages étaient assurés par des cours dispensés par les pédiatres, par les infirmières et par les diététiciennes.

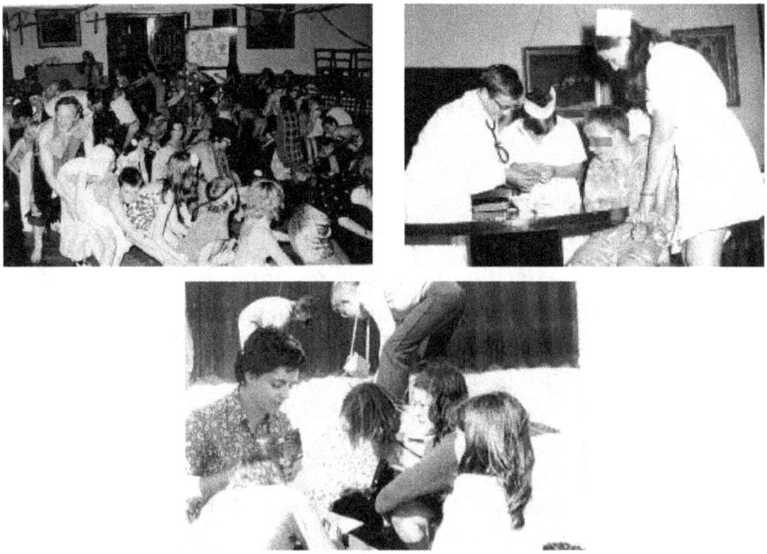

Quelques ambiances ludiques et festives à Saint-Idesbald.

Dès la seconde année, ces séjours de vacances ont été encadrés par des équipes médicales spécialisées issues des différentes universités du pays. Ces séjours ont été l'occasion de travaux d'observation qui devaient aboutir à une meilleure compréhension et une meilleure prise en charge de ces jeunes patients au plan médical, sur le plan du nursing, de la psychologie et au plan diététique. Ce fut aussi l'occasion de rencontrer des équipes pluridisciplinaires d'autres universités francophones et flamandes et d'en apprendre l'expérience ainsi que de se faire de nombreux amis avec lesquels nous collaborerons souvent par la suite. Ces séjours de vacances ont permis d'engendrer une meilleure compréhension des patients, de l'adaptation de l'insulinothérapie, de la composition et de la distribution optimale des repas au cours du nycthémère, du rôle du stress sur les fluctuations de la glycémie. Toutes ces observations ont donné lieu à des publications et présentations dans des congrès internationaux.

Mais la meilleure récompense au travail consenti a été sans nul doute le bonheur qui se lisait dans les yeux de ces enfants qui avaient acquis de l'autonomie et qui, pour la première fois pour certains d'entre eux, avaient pu pratiquer de multiples activités sportives et ludiques.

— Le développement de l'équipe diététique

La charge de travail devient telle qu'au début des années 1970, j'obtiens la possibilité de créer un deuxième poste de diététicienne. Je propose à Anne Van der Borght, diététicienne au service de Diététique de médecine interne, de rejoindre le service de Pédiatrie. Après quelques mois de formation, Anne se sent tout à fait à l'aise dans notre service et nous nous partageons rapidement les tâches, ce qui nous donne le temps de mieux faire. Au diable la routine ! D'autres défis nous attendent puisque le même enthousiasme pour le développement de nos compétences nous anime.

La première calculette (pour deux, évidemment)

En 1974, à l'occasion d'un voyage aux États-Unis dans le cadre d'un Congrès international portant sur l'organisation des séjours de vacances pour les enfants diabétiques, nous avons fait l'acquisition de notre première « machine à calculer » portable, à New York. Le prix y était très intéressant mais représentait l'équivalent de plus ou moins cent cinquante euros, grosso modo 25 % de notre traitement mensuel.

Nouvelles pathologies et nouvelles solutions

Durant les années 1970-1980, la patientèle du service de Pédiatrie se diversifie et de nouvelles mesures thérapeutiques s'avèrent nécessaires. Après les périodes d'immigration en provenance de l'Europe du Sud depuis la fin des années 1950, notre pays connaît en 1970 une immigration provenant essentiellement du Maroc et de Turquie. Certains nourrissons issus de ces familles sont présentés en consultation ou aux urgences pédiatriques en raison de diarrhées incoercibles, responsables de déshydratation évoluant souvent vers la malnutrition.

Les familles vivent parfois dans des conditions précaires ou bien arrivent dans notre pays après de longs voyages en voiture effectués quelquefois en périodes de fortes chaleurs. Les solutions habituellement efficaces ne le sont plus et de nouveaux protocoles de prise en charge nutritionnelle sont discutés. Je suis sollicitée pour participer à une réflexion sur la mise au point d'un aliment diététique qui permettrait, après la réhydratation, de réalimenter rapidement et efficacement ces nourrissons.

L'idée était de disposer d'un aliment diététique polyvalent puisque, au moment de la présentation de ces nourrissons aux urgences, il est impossible d'établir un diagnostic immédiat et d'exclure une allergie ou une intolérance. Ce nouvel aliment devrait donc permettre une réalimentation rapide et efficace quelle que soit l'étiologie de la diarrhée et de l'état de malnutrition.

Il fallait faire le choix d'une protéine tolérée autant par les nourrissons dont les villosités intestinales sont altérées par la malnutrition que par ceux qui sont allergiques aux protéines du lait de vache. Vient ensuite le choix de lipides et de glucides qui sont facilement absorbables et tolérés quel que soit le type de pathologie digestive.

Quelques essais furent infructueux en raison de l'augmentation excessive de l'osmolarité des préparations composées. Ainsi, les diètes élémentaires qui avaient été mises au point pour une alimentation sans résidus destinée aux premiers astronautes, se sont avérées mal tolérées par les nourrissons. Ces diètes composées d'acides aminés, de très peu de lipides, de glucose et de sels minéraux et vitamines présentaient un inconvénient majeur : leur osmolarité très élevée (jusqu'à 1 200 mOsmol/litre) induisait une diarrhée osmotique chez les nourrissons et jeunes enfants. Le choix se porte donc sur la mise au point d'une diète semi-élémentaire de faible osmolarité : une grande première dans la panoplie des aliments pour nourrissons.

Des difficultés apparaissent dans l'élaboration d'un aliment diététique, notamment le choix des ingrédients, leurs caractéristiques organoleptiques, leur tolérance digestive, leurs caractéristiques hypoallergéniques, leur teneur en minéraux et oligo-éléments, leur effet osmotique, caractéristiques que nous apprendrons à connaître.

De plus, il y a les aspects technologiques auxquels nous ne sommes pas encore accoutumés. Par exemple, il ne suffit pas de mélanger les hydrolysats de protéines avec des lipides, des glucides, des minéraux et autres vitamines pour obtenir une solution homogène. Il s'avère indispensable d'y ajouter au moins 0,5 à 1 % de décoction d'amidon pour obtenir cette homogénéité. Sans cet ajout, les lipides surnagent et la préparation doit être secouée au moment du repas. En quelques jours, nous avons pu élaborer un tel aliment et le faire réaliser par notre personnel spécialisé qui résoudra bien des aspects pratiques permettant que ces nourrissons acceptent les biberons.

Vient ensuite l'observation clinique par les pédiatres des nourrissons qui bénéficient de ce nouveau type de régime, en particulier le docteur Marc Alexander qui a géré le suivi, colligé les résultats biologiques et les données anthropométriques et cliniques qui ont permis d'évaluer les résultats à court et à long terme de ce nouvel aliment diététique.

L'efficacité de la diète semi-élémentaire devait aussi être contrôlée au plan de la digestion, de l'absorption intestinale et de l'évolution de la muqueuse intestinale. Ces contrôles furent effectués par l'équipe des gastro-entérologues, dont H. Loeb, S. Cadranel et P. Rodesch.

L'alimentation entérale continue

À la même époque, différentes publications montraient l'intérêt de l'alimentation entérale continue qui améliorait la tolérance digestive chez l'adulte. Anne Van der Borght avait consulté la première publication française concernant les effets bénéfiques de cette méthode chez des patients adultes en état de malnutrition. De mon côté, j'avais pu voir l'usage de ces techniques à l'hôpital Bichat dans le service du professeur Jean Trémolières qui avait fait réaliser la première pompe d'alimentation entérale à débit constant en France.

Les pédiatres gastro-entérologues étaient convaincus de l'utilité de ces techniques. Cependant, de nombreuses difficultés devaient être résolues : il fallait disposer du matériel adapté aux nourrissons. Par exemple, le diamètre des sondes, mises au point pour des patients adultes, était bien inconfortable voire impossible à placer chez des enfants si petits. Puis il fallait acquérir des pompes à débit constant et enfin persuader l'ensemble du personnel infirmier qu'il s'agissait d'un progrès puisque ces techniques réduisaient le nombre et la durée des perfusions intraveineuses et permettaient de restaurer plus facilement un bon état de nutrition. En ce qui concerne le matériel adapté aux nourrissons et jeunes enfants, les pédiatres gastro-entérologues prirent contact avec l'industrie qui résolut ces problèmes essentiels.

La mise en place et l'utilisation de ce nouveau matériel d'alimentation rebutaient les infirmières, peu enthousiastes. Cependant, elles résolurent petit à petit les problèmes pratiques tels que le réglage du débit constant, le placement et la fixation des sondes nasales. Celles-ci, lorsqu'elles ne sont pas bien adaptées, ont tendance à s'enrouler dans l'estomac et à provoquer des nausées. De plus, les petits doigts agiles des nourrissons futés entourent les sondes et les arrachent si elles ne sont pas correctement fixées. Il a fallu beaucoup de patience et de persévérance pour vaincre ce nouveau défi qui a abouti à une meilleure évolution de la courbe de poids. Par la suite, le recours à l'alimentation entérale continue fut souvent proposé par les infirmières elles-mêmes.

Il a fallu accepter de modifier les traitements habituels. Chez un nourrisson qui présentait une diarrhée et un état de déshydratation, la réhydratation se faisait habituellement par voie intraveineuse et le traitement oral par un régime à base de soupe de carottes, suivie d'une réalimentation lente et progressive basée sur l'aspect et le nombre des selles. Ce protocole de réhydratation/réalimentation ne s'avérait pas efficace chez les nourrissons en état de malnutrition qui arrivaient à présent au service de Pédiatrie. Il fallait donc en perdre l'habitude. Difficile de convaincre l'équipe médicale et paramédicale (dont je faisais partie) que l'aspect des selles n'était plus le critère pris en compte dans l'évolution de la réalimentation.

Autre difficulté : le goût et l'odeur de la diète semi-élémentaire sont particuliers. Nous avons acquis de nouvelles connaissances technologiques grâce aux informations fournies par les chercheurs du Laboratoire de Nutrition de la Société Nestlé, à savoir que lorsque des hydrolysats de protéines sont mélangés à des lipides directement absorbables, appelés triglycérides à chaîne moyenne, la préparation prend inexorablement un goût amer et une odeur particulière, bien plus désagréable pour les adultes qui préparent ou proposent les biberons que pour la plupart des nourrissons concernés. Il a donc fallu convaincre le personnel soignant de proposer ces diètes semi-élémentaires aux enfants qui préfèrent certainement le biberon à l'alimentation parentérale.

L'amélioration de la tolérance digestive permettant de se passer de perfusions intraveineuses et le retour plus rapide à un meilleur état de nutrition grâce à ces nouveaux aliments diététiques ont été reconnus et finalement acceptés par tous.

Les études cliniques le confirment, notre solution préparée de manière artisanale fonctionne bien. Cependant, il reste un problème pratique difficile à résoudre : lorsque l'enfant peut quitter l'hôpital, il est très difficile d'expliquer la préparation d'une diète semi-élémentaire artisanale aux mamans qui quelquefois ne comprennent pas la langue et ne disposent pas du matériel nécessaire. Les explications s'accompagnent généralement de démonstrations en biberonnerie, ce qui prend beaucoup de temps et nous n'avons pas la possibilité de vérifier la qualité de la préparation réalisée au domicile. C'est l'une des raisons pour lesquelles il sera demandé de développer la fabrication d'une telle préparation aux Sociétés qui élaborent et commercialisent des aliments pour nourrissons et autres aliments diététiques. Cela leur pose de nombreux problèmes technologiques. Il faudra donc maintenir nos solutions artisanales durant plusieurs années avant de pouvoir disposer d'un tel aliment diététique prêt à l'emploi. Il sera produit plus tard par la Société Nestlé qui a construit une usine spécialement destinée à la production de L'**Al**iment **Fa**cilement **Ré**sorbable *ALFARE*®, qui sera disponible en pharmacie.

Évolution de la profession

La diététique pédiatrique en dehors du milieu hospitalier

En 1978, nous sommes régulièrement sollicitées pour participer, hors les murs de l'hôpital, à l'information de personnel soignant au sujet des aspects pratiques de l'alimentation du nourrisson et du jeune enfant. Cette année-là, Anne Van der Borght va faire une présentation dans le cadre de conférences destinées aux infirmières de l'Office de la Naissance et de l'Enfance (O.N.E.) en présence de la direction de cet organisme parastatal. Anne fait prendre conscience de l'importance de la nutrition chez l'enfant sain et de la nécessité de mieux informer le personnel de cette institution, entre autres. Ma première collègue va être engagée au sein de cet organisme et ainsi développer une autre facette de la profession, à savoir la formation et l'information nutritionnelle des personnels de la petite enfance. Ce sera Martine Robert fraîchement diplômée, dont j'avais retenu l'intelligence et la rapidité lors des stages effectués dans notre service, qui rejoint nos rangs. Nous étions désormais trois diététiciennes de pédiatrie en région bruxelloise. D'autres collègues avaient progressivement choisi cette spécialité dans les hôpitaux universitaires du pays. Mais nous n'étions encore que sept en Belgique. Petit à petit, les équipes s'étoffent.

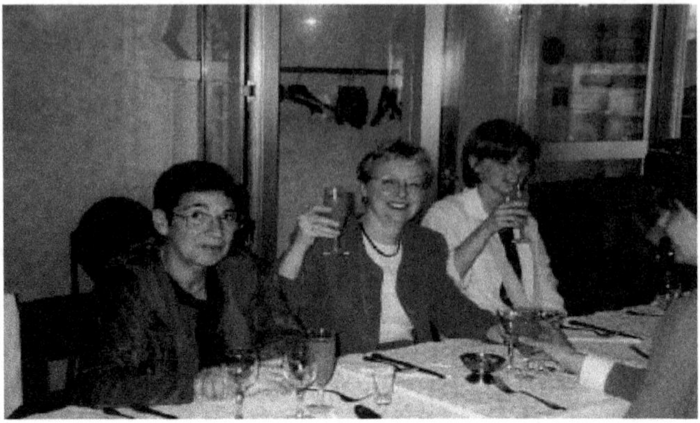

A. Van der Borght, M. Robert et I. Thiébaut qui a rejoint nos rangs dans les années 1990.

Durant la décennie 1970-1980, de jeunes pédiatres choisissent de se spécialiser en nutrition sous l'impulsion du professeur Henri Vis. Les docteurs Daniel Brasseur et Philippe Goyens seront, pour notre équipe diététique entre autres, une aide précieuse et nos référents scientifiques durant de nombreuses années et jusqu'à aujourd'hui. Nous pouvions aussi compter sur le soutien scientifique de jeunes pédiatres spécialisés en gastro-entérologie, les docteurs Samy Cadranel et Pierre Rodesch, ou en diabétologie, le docteur Harry Dorchy.

L'informatisation

À l'occasion d'une réunion scientifique qui se tenait en Suisse, portant sur les résultats obtenus par l'utilisation de notre diète semi-élémentaire chez les nourrissons atteints de diarrhées incoercibles ou de malnutrition, nous avons rencontré le professeur David Shmerling, pédiatre nutritionniste et gastro-entérologue au Kinderspital de Zurich. Il nous a montré une sorte de super-calculatrice : le « Programmable Pocket Calculator » HP-65 développé en collaboration avec les diététiciennes de pédiatrie de cet hôpital. Le développement de cet instrument a fait l'objet d'une publication dans la revue *Research in Experimental Medicine*, en 1979. Cet article souligne, entre autres, le rôle primordial des diététiciens dans le calcul des ingesta.

La composition de chaque aliment était retranscrite électroniquement sur de petites languettes. Pour calculer les ingesta, il suffisait d'introduire une à une les languettes correspondant aux aliments consommés, puis la quantité ingérée ou proposée pour obtenir à la fin de l'exercice, la composition du régime consommé ou prescrit, exprimée en quarante nutriments. C'était certes fastidieux mais bien plus complet que ce que nous calculions habituellement sans outil. Le professeur David Shmerling a convaincu un sponsor de nous offrir cet instrument magique.

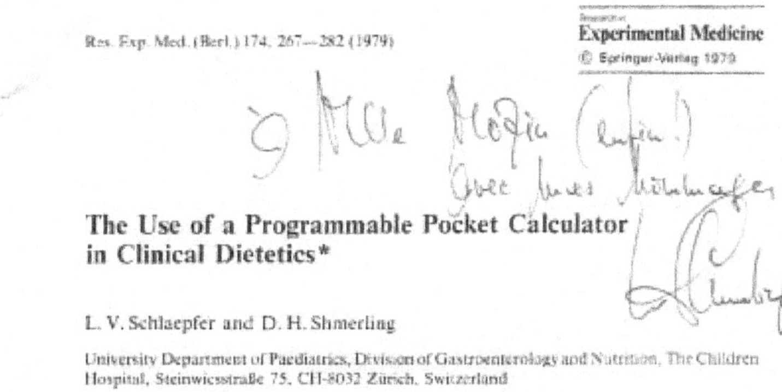
Res. Exp. Med. (Berl.) 174, 267—282 (1979)

Experimental Medicine
© Springer-Verlag 1979

The Use of a Programmable Pocket Calculator in Clinical Dietetics*

L. V. Schlaepfer and D. H. Shmerling

University Department of Paediatrics, Division of Gastroenterology and Nutrition, The Children Hospital, Steinwiesstraße 75, CH-8032 Zürich, Switzerland

Publication du Professeur David Shmerling concernant le Programmable Pocket Calculator.

C'était le début de notre réflexion sur la nécessité de développer un programme de calcul plus élaboré, à utiliser sur un ordinateur (que nous n'avions évidemment pas !). Avec Martine Robert, nous avons rencontré Monsieur René Simoens, le professeur de statistique de l'école de diététique de l'Institut Arthur Haulot, auquel nous avons expliqué nos souhaits. Ce qui différencie la prescription diététique pour le nourrisson et le jeune enfant, c'est la nécessité d'adapter les apports nutritionnels à l'évolution du poids. Le régime n'est pas calculé en fonction de l'âge seulement comme chez l'adulte.

En quelques mois, un programme a été mis au point. C'était fabuleux de voir apparaître si rapidement toutes ces informations détaillées sur l'écran en temps réel. C'était un peu comme si, en interprétant une mélodie au piano, on voyait les notes s'installer toutes seules sur la portée dessinée à l'écran ! Restait à acquérir un ordinateur, ce qui fut fait en 1980.

Sans nul doute, la qualité de notre travail s'est améliorée. Nous pouvions désormais visualiser les apports en minéraux et oligo-éléments et ainsi comparer rapidement les ingesta réels avec les recommandations nutritionnelles. Cet outil a permis l'amélioration de l'élaboration de régimes appropriés pour les enfants hospitalisés, dont le traitement comportait une modification des besoins nutritionnels, et pour notre activité de consultation estimée à deux mille cinq cents patients par an.

— Intégration des diététiciennes de pédiatrie dans différentes sociétés scientifiques

Au début des années 1980, les diététiciennes de pédiatrie sont appelées à présenter des travaux et à rencontrer régulièrement leurs collègues européennes.

À la demande du professeur Yvon Carpentier (Université libre de Bruxelles) et du professeur Claude Ricour (hôpital Necker Enfants Malades-Paris) et dans le cadre des Congrès de l'European Society of Parenteral and Enteral Nutrition (ESPEN), nous organisons, Martine Robert et moi, en 1986, le premier groupe de travail européen rassemblant des diététiciennes pédiatriques travaillant dans le domaine de l'alimentation entérale et parentérale, le Parenteral and Enteral European Dietician Society (PEEDS). La qualité de ces échanges nous a convaincues de l'utilité de ces groupes de travail. Nous avons, par la suite, participé activement aux activités de la Société française pour l'étude des erreurs innées du métabolisme avec, entre autres, nos éminentes collègues Joëlle Wenz et Elisabeth Favre.

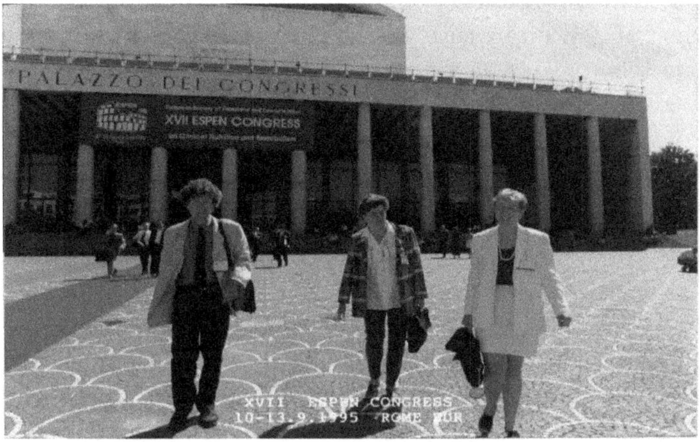

Pr D. Brasseur, M.-J. Mozin, M. Robert, ESPEN – Rome 1995.

En 1982, nous avons sans doute fait le tour des spécialités pédiatriques pour lesquelles les diététiciennes pouvaient se rendre utiles. Du moins c'est ce que nous pensions.

La diététique et le sommeil

De nouvelles spécialités se développent à l'initiative de jeunes pédiatres. Parmi eux, le docteur André Kahn, exerçant au service de Réanimation pédiatrique dirigé par la professeure Denise Blum. Il s'intéresse à la prévention du syndrome de la Mort subite du nourrisson et développe entre autres, l'unité du Sommeil dans laquelle les polysomnographies sont pratiquées chez les nourrissons qui ont présenté des malaises observés au domicile et qui ont inquiété les parents.

La professeure Denise Blum et le docteur André Kahn me demandent de bien vouloir pratiquer une anamnèse diététique systématique auprès des parents de ces nourrissons. Nous développons un document d'interrogatoire alimentaire spécifique permettant de noter de manière très précise l'évolution de l'alimentation depuis la naissance jusqu'au moment du malaise observé. Cet interrogatoire systématique a permis de montrer que certains nourrissons présentaient en fait un malaise vagal à la suite de l'absorption trop rapide d'un biberon de volume excessif. Quelquefois, l'aliment diététique n'était pas préparé correctement ou bien était enrichi excessivement. Nous avons ainsi été sollicitées pour proposer aux parents un régime alimentaire mieux adapté aux capacités digestives du nourrisson concerné.

La pratique de ces anamnèses diététiques spécifiques faisait désormais partie de nos activités quotidiennes. Durant l'année 1984, j'avais été sollicitée pour pratiquer une anamnèse diététique auprès des parents d'un nourrisson chez lequel il n'avait pas été possible de pratiquer une polysomnographie parce qu'il avait présenté de trop nombreux éveils pour permettre l'enregistrement d'une durée de sommeil suffisante. Le docteur André Kahn remarque que l'enfant présente un léger eczéma et les parents expliquent que le pédiatre traitant a diagnostiqué une allergie aux protéines du lait de vache et a proposé un régime d'exclusion. On me demande donc de vérifier s'il n'y a pas d'erreurs dans l'application des recommandations qui expliqueraient que l'enfant présente ces lésions cutanées. J'apprends que l'enfant reçoit un aliment diététique adapté mais en même temps consomme des biscuits contenant quelques grammes de protéines de lait de vache. Je propose aux parents de corriger cette erreur alimentaire. Trois semaines plus tard, le même enfant revient pour subir une nouvelle polysomnographie qui se réalise cette fois sans problème, l'enfant ayant parfaitement dormi. Le docteur André Kahn propose alors de vérifier la possibilité d'une relation entre l'allergie au lait de vache et l'insomnie.

C'était le début d'une recherche portant sur la relation possible entre les troubles du sommeil et les particularités de l'alimentation ou de la tolérance digestive.

Je voudrais ici rendre hommage à André Kahn qui fût un pionnier dans l'approche multidisciplinaire de la prise en charge des enfants souffrant de troubles du sommeil. Attentif au bien-être de l'enfant de manière globale, respectueux de l'avis des parents, il a su intégrer d'autres disciplines dont la nutrition pédiatrique dans le traitement de l'insomnie sévère du nourrisson, de l'enfant et de l'adolescent. Les caractéristiques du sommeil et la relation possible avec les troubles alimentaires tels que l'allergie, l'obésité, les déséquilibres alimentaires font aujourd'hui partie du cursus des diététiciens de pédiatrie.

— Insomnie et allergie aux protéines du lait de vache

Une première étude prospective a été publiée en 1985. Huit nourrissons âgés de sept à quarante-six semaines ont été référés en raison d'une insomnie chronique depuis les premiers jours de vie et chez lesquels une allergie aux protéines du lait de vache était suspectée. Ils dormaient en moyenne 4,5 heures durant la nuit et s'éveillaient complètement au moins cinq fois. Deux enfants avaient reçu un traitement aux phénothiazines sans amélioration. Les causes les plus fréquentes d'insomnie avaient été exclues. Un enregistrement polysomnographique confirmait l'altération du sommeil. Le diagnostic d'allergie aux protéines du lait de vache a été confirmé par un taux élevé d'immunoglobulines E et un radioallergosorbent test (R.A.S.T.) positif. Les huit enfants ont été alimentés par une préparation à base d'un hydrolysat de protéines du lait de vache ; les caractéristiques de sommeil se sont normalisées en deux semaines chez tous les enfants tant au plan de la durée que de la qualité. Les essais de réintroduction des protéines de lait de vache lorsque les enfants étaient âgés de six mois induiront de l'insomnie en quelques jours chez quatre enfants. Cette première étude publiée dans la revue Pediatrics en 1985 concluait que lorsqu'il n'y a aucune cause évidente expliquant l'insomnie, la possibilité d'une allergie aux protéines du lait de vache doit être prise en considération.

— Une consultation spécialisée

Dès 1985, André Kahn a organisé une consultation spécialisée et multidisciplinaire destinée à aider les nourrissons, enfants et adolescents souffrant de troubles du sommeil. Martine Sottiaux, psychologue, et moi y assistions régulièrement et nous intervenions lorsque nécessaires. Dans la plupart des situations, des habitudes inappropriées expliquaient les troubles du sommeil. Diverses pathologies induisant des douleurs, telles que des otites, des coliques, un reflux gastro-œsophagien, des troubles neurologiques, expliquaient moins de 20 % des troubles. L'existence d'une allergie et les erreurs alimentaires expliquaient plus ou moins 10 % des difficultés d'endormissement et des éveils nocturnes fréquents. Afin de confirmer la première observation, différentes études prospectives avec réintroduction en double-insu ont été effectuées et publiées. Elles ont permis de montrer que les intolérances et allergies alimentaires sont les formes les plus fréquentes d'insomnie liée à un problème médical.

Lorsque les troubles du sommeil ne pouvaient pas être expliqués par des comportements inappropriés, une anamnèse diététique détaillée était pratiquée. Ceci nous a permis de montrer des erreurs alimentaires dont la correction permettait de normaliser en quelques jours la capacité à s'endormir facilement et à ne plus présenter d'éveils complets.

À titre d'exemple, j'avais été intriguée par certains enfants âgés de un à trois ans présentés pour éveils complets fréquents et pleurs durant la nuit, qui entraient dans le cabinet de consultation avec un grand biberon d'eau sous le bras. Il me paraissait intéressant d'évaluer la consommation d'eau durant le nycthémère et, lorsque la quantité d'eau consommée était anormalement élevée, de calculer les ingesta en termes de protéines et de minéraux. C'est ainsi que nous avons pu observer une alimentation très hyperprotéinée, jusqu'à six et sept grammes de protéines par kilogramme et par jour, soit quatre à six fois supérieure aux recommandations nutritionnelles. La teneur en sodium et potassium était quelquefois très élevée. Cet excès de protéines et de minéraux était dû à une consommation excessive de lait et/ou de produits laitiers et de viande.

Ce régime hyperprotéiné dépasse la charge osmotique rénale, ce qui induit une augmentation du besoin en eau et, par conséquent, la sensation de soif. Durant la nuit, l'enfant se réveille, pleure et demande à boire. Souvent les parents pensent que l'enfant a faim et proposent un biberon de lait, ce qui accroît encore l'apport en protéines. La normalisation des apports, assortie d'une explication, permet de résoudre le problème en quelques jours.

Depuis 1985, le professeur André Kahn a proposé que les nourrissons et les jeunes enfants qui souffrent d'insomnies sévères non résolues par une prise en charge médicale et psychologique correcte, bénéficient de la recherche d'autres causes. La collaboration avec une diététicienne pédiatrique lui paraissait indispensable. Son rôle consiste en une évaluation précise et calculée de l'alimentation habituelle de l'enfant et une adaptation de la prescription diététique aux résultats de la mise au point. Une collaboration dans un nouveau domaine d'activité et de recherche nous est ainsi proposée.

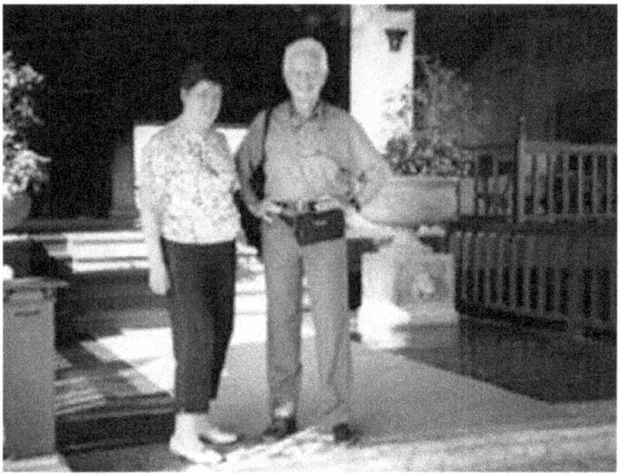

M.-J. Mozin et A. Kahn, 2000 aux Philippines.
Meeting « New Evidence on Sleeplessness »

Cette approche multidisciplinaire a permis de montrer que des régimes alimentaires inappropriés peuvent être la cause de l'incapacité à initier le sommeil et sont susceptibles d'affecter la qualité et la durée du sommeil

Les diététiciennes de pédiatrie font ainsi le tour de différentes spécialités pédiatriques.

Nouvelles orientations

Vers l'industrie agro-alimentaire

Ce n'est pourtant pas encore la routine : un nouveau challenge m'attendait. Alors que je pensais poursuivre et améliorer ce qui pouvait l'être, je me vois proposer un emploi auquel je ne pensais absolument pas.

La Société Nestlé me propose le poste de « Scientific Advisor » dans le département des produits de diététique infantile. On m'offre la possibilité de participer à l'organisation de différentes études cliniques destinées à la vérification de l'adéquation d'aliments diététiques. Ces études sont effectuées en collaboration avec diverses universités. On me propose aussi d'assurer la formation en nutrition des délégués médicaux. Peu enthousiaste à l'idée de quitter le service de Pédiatrie, j'ai mis quelques semaines à accepter cette proposition. Et je ne l'ai pas regretté puisque j'ai appris énormément en matière de technologie et de recherches scientifiques dans la mise au point d'un produit diététique. J'ai enfin eu le temps d'observer l'alimentation pour nourrissons et jeunes enfants sains, de rencontrer d'autres équipes pédiatriques universitaires et des pédiatres généralistes belges et étrangers. J'ai eu aussi le plaisir de travailler avec d'éminents chercheurs exerçant au Laboratoire de Nutrition de la Société Nestlé, sis près de Lausanne. La participation à l'élaboration de protocoles d'études cliniques et l'organisation pratique auprès des différents services de Pédiatrie belges furent de nouvelles étapes de ma pratique professionnelle.

Durant ces quinze années, j'ai rencontré avec beaucoup d'intérêt des collègues du monde entier au cours de réunions internationales et de voyages effectués à l'occasion de communications dans différents congrès. J'ai toutefois gardé un quart-temps pour poursuivre différentes activités bénévoles dont les cours à la Haute École Ilya Prigogine et deux demi-jours de participation à la consultation et aux activités de recherche dans le cadre des Troubles du Sommeil de l'Enfant.

Médecins sans Frontières

C'est à cette époque et à la demande d'un pédiatre que j'ai pu rejoindre une équipe belge de l'organisation de « Médecins sans Frontières » en Roumanie pour les aider à choisir les aliments diététiques appropriés aux enfants souvent en état de malnutrition, vivant dans des institutions. Cette équipe composée essentiellement de psychologues, travaillait sous la direction d'un médecin généraliste. Ils avaient reçu depuis de nombreux pays européens ainsi que des États-Unis et du Canada, des laits pour nourrissons et autres aliments diététiques dont ils ne connaissaient pas les indications. Il m'était demandé d'informer l'équipe à ce sujet et d'aider à une utilisation judicieuse de cette précieuse ressource pour alimenter correctement les enfants.

Il m'a aussi été demandé de donner un avis sur la réorganisation d'une biberonnerie et d'une cuisine destinée à la préparation des repas pour les enfants vivant en institution, compte tenu du nouveau matériel récemment reçu. Une expérience bien enrichissante puisqu'il m'a été permis de rencontrer une équipe exceptionnelle de collaborateurs M.S.F. dévoués et empreints d'empathie pour tous ces enfants qui avaient davantage besoin de psychologues que d'apports nutritionnels adéquats.

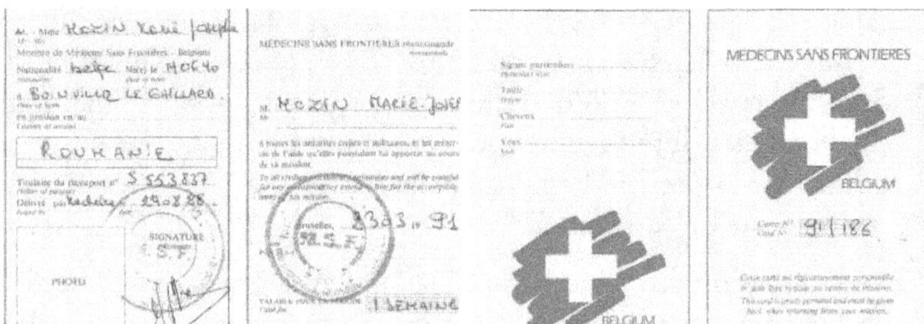

Document officiel permettant d'intégrer l'équipe de Médecins sans frontières en Roumanie

L'anamnèse diététique : un outil spécifique

L'occasion m'est souvent donnée, dans le cadre de la charge de « Scientific Advisor », de donner des conférences pour les pédiatres, les infirmières et le personnel de soins de la petite enfance. J'ai eu plaisir à ces échanges et pu apprécier l'intérêt suscité par l'expérience que j'avais eu la chance d'acquérir durant ma carrière.

Ce que j'avais appris et envie de transmettre, entre autres spécificités de notre profession, c'est l'importance de l'anamnèse diététique et d'enquêtes alimentaires. C'est la première étape de la prise en charge nutritionnelle d'un patient, quelle que soit la pathologie dont il souffre, quel que soit son âge. J'avais aussi observé que les informations que les parents nous confiaient permettaient d'aider les pédiatres à poser un diagnostic ou à comprendre mieux encore les symptômes décrits. Voici quelques histoires qui illustrent ces propos

Avant de prodiguer des conseils nutritionnels ou de prescrire une adaptation du régime, il est indispensable de connaître les caractéristiques de l'alimentation habituelle de l'enfant et de sa famille, de faire préciser les traditions culinaires, les interdits religieux ou culturels, les préférences et refus alimentaires. L'enfant et/ou les parents décriront les repas en termes qualitatifs et quantitatifs et il leur sera demandé d'en définir le rythme au cours du nycthémère, de connaître les refus et préférences alimentaires, les intolérances ou allergies, les essais diététiques précédents.

L'objectif est souvent de déterminer la relation possible entre le mode alimentaire et la pathologie qui justifie une prise en charge diététique, de comprendre les habitudes alimentaires familiales en termes d'horaire et d'ambiance lors des repas et aussi les conditions de vie. L'histoire alimentaire du patient permet de comprendre les raisons des comportements actuels et de déterminer les caractéristiques d'une prescription que le patient est en mesure de respecter. L'entretien donne l'occasion d'évaluer les compétences des parents et de l'enfant en matière d'alimentation et de rassurer chacun sur l'importance qu'il occupe dans la prise en charge. Cet entretien préliminaire révèle souvent l'anxiété des parents et de l'enfant vis-à-vis de la maladie et des changements de mode de vie qu'elle entraîne inévitablement.

Jugée difficilement réalisable en pratique courante par certains médecins, l'anamnèse diététique est cependant un outil de diagnostic comme l'illustrent les cas cliniques décrits ci-dessous.

Chez le nourrisson, nous avons souvent pu montrer la relation possible entre les troubles digestifs et le mode de préparation des biberons. Parmi les erreurs anecdotiques, nous avons vu des parents ajouter, durant plusieurs semaines, quelques cuillères de café soluble au lieu de céréales infantiles, en raison d'une incompréhension de la prescription : « Trois cuillères à café ». Inutile de dire que le temps de sommeil de ce nourrisson était réduit !

Parmi les erreurs alimentaires les plus fréquentes, l'anamnèse met en évidence un volume par repas largement supérieur au contenant de l'estomac. En quarante ans, le contenant des biberons disponibles dans le commerce est passé de 200 ml à 300 ou 350 millilitres de volume total, alors que celui de l'estomac d'un enfant de six mois est de plus ou moins 180 millilitres ce qui n'a évidemment pas changé au cours des dernières décennies. Les reflux qui s'ensuivent sont trop souvent traités par des modifications de type de lait, associées à un traitement médicamenteux. La normalisation du volume des biberons, l'usage de tétines à petits trous permettent souvent, à moindres frais, de résoudre nombre de ces difficultés digestives d'origine « mécanique ».

Les anamnèses diététiques soigneuses pratiquées par des diététiciens de pédiatrie ont permis de suggérer des diagnostics de maladies métaboliques telles que la fructosémie, l'intolérance au glucose-galactose ou encore différentes intolérances alimentaires dont la maladie cœliaque.

La prescription d'un régime d'exclusion sera décidée exclusivement par le pédiatre. Les interrogatoires alimentaires pratiqués au cours des consultations de suivi chez les enfants malades chroniques permettent d'éclairer le médecin au sujet de l'évolution staturo-pondérale ou encore de l'évolution de certains paramètres biologiques.

Quant à l'enfant en surpoids présenté pour la première fois en consultation de diététique pédiatrique, il faut veiller à le mettre en confiance. Il doit ressentir qu'il est l'acteur principal de cette entrevue et ne sera pas jugé ni moqué. Après l'avoir rassuré sur le fait qu'aucun acte médical n'aura lieu, à l'exception de la mesure des données anthropométriques, la première question qui lui est adressée porte sur la raison de cette consultation afin de lui permettre d'exprimer son avis. Nous constatons très souvent que l'enfant est là sans savoir pourquoi ou sans avoir compris l'initiative de ses parents, voire les conseils d'un enseignant. Sans cette mesure préliminaire, l'enfant est inquiet, écoute souvent sans comprendre et ne peut être attentif aux conseils qui lui sont prodigués.

Voici l'histoire de Nathalie, âgée de neuf ans qui est présentée en consultation de diététique pédiatrique, souffrant d'une obésité évidente, tout comme sa maman. Après les présentations, à la question traditionnelle « Pourquoi viens-tu me voir aujourd'hui ? ». Nathalie répond qu'elle ne sait pas. Maman ne le lui a pas dit et d'abord elle ne sait pas ce que fait une diététicienne. Après une explication du rôle d'une diététicienne, nous décidons ensemble de demander à la maman de préciser la raison de la consultation. Celle-ci répond : « Je ne sais plus parce qu'il y a trop longtemps que j'ai pris rendez-vous ».

Ceci illustre bien l'intérêt de se présenter, d'expliquer le déroulement de la consultation et de vérifier la demande du patient et de sa famille qui peuvent être là sans bien savoir pourquoi et sont, dès lors, présents en tant qu'observateurs qui n'en retireront aucun bénéfice.

Voici l'histoire de Justine. Elle a treize ans et vient accompagnée de sa maman et de sa sœur. Justine veut perdre du poids. D'ailleurs le pédiatre gastro-entérologue consulté pour symptômes de reflux gastro-œsophagien, lui a suggéré de me rencontrer à ce sujet. Le poids maximal a été mesuré par le médecin il y a cinq mois :

90 kilogrammes pour +/-160 centimètres soit un Indice de Masse Corporelle (IMC) de 35 ; il est aujourd'hui de 76.6 kilogrammes pour 160.5 centimètres soit un IMC de 29.7. L'augmentation rapide du poids a été observée il y a trois ans, au moment de la séparation des parents. La maman souffre d'obésité (IMC : 43.7), le père présente aussi un excès pondéral (IMC : 29), tandis que deux jeunes sœurs ont une évolution staturo-pondérale normale.

Justine est née à terme et a été allaitée durant cinq mois. L'alimentation a été diversifiée selon un schéma classique, proposé par un pédiatre. La prise de poids excessive a été constatée vers l'âge de cinq à six ans.

Actuellement, la scolarité est normale malgré la fréquence d'épisodes de céphalées et de malaises qui ont justifié la consultation chez un neurologue pédiatre. Ce dernier pose le diagnostic de migraines et propose un traitement adapté. Il conseille à Justine de ne plus suivre le cours d'éducation physique et de ne pas pratiquer de sport. En ce qui concerne le sommeil, Justine a des difficultés d'endormissement et se réveille fréquemment. Elle se sent fatiguée durant la journée et présente des malaises deux à trois fois par semaine.

L'alimentation est variée ; on ne note pas de refus alimentaires ni d'allergies ou intolérances justifiant l'exclusion d'aliments. Une question habituelle porte sur les ingesta éventuels durant la nuit : Justine nous apprend qu'elle boit de 1.5 à 6 litres d'eau durant la nuit et +/- 7.5 litres d'eau durant la journée, soit au total, une consommation de 9 à 14 litres par vingt-quatre heures. Les marques d'eau achetées varient et l'évaluation de la consommation d'électrolytes est, par conséquent, impossible. Cette surconsommation d'eau n'a été révélée par les parents ni au neurologue, ni au gastro-entérologue, deux pédiatres récemment consultés. La maman pense que boire de l'eau fait maigrir et que c'est donc une bonne habitude. D'ailleurs, Justine a maigri dit-elle, manifestant sa désapprobation devant mon étonnement. Au vu de l'amaigrissement (quinze kilogrammes en cinq mois dont trois kilogrammes dans les trois dernières semaines), je contacte immédiatement le diabétologue. Contre toute attente, la glycémie est normale, aucun paramètre biologique ne permet d'établir le diagnostic de diabète. La suite de la mise au point est assurée en endocrinologie pédiatrique. Le diagnostic retenu est celui de potomanie.

L'anamnèse diététique soigneusement menée constitue une aide précieuse au diagnostic et au suivi de patients malades chroniques. Cet acte technique peu coûteux justifie le rôle essentiel des diététicien(ne)s de pédiatrie.

Encore faut-il en trouver un(e). Jusqu'en 1998, on devient diététicien(ne) spécialisé(e) en pédiatrie lorsqu'on a la chance d'être engagé(e) dans un service de Pédiatrie ou l'on apprendra sur le terrain. Et souvent lorsqu'un enfant malade chronique devait être transféré dans un hôpital général, la diététicienne pour adulte refusait de prendre en charge le régime de l'enfant, alléguant son incompétence dans ce domaine et sa crainte de commettre des erreurs. S'il s'agissait d'un enfant diabétique, il se voyait prescrire un régime fixe excluant à tout jamais le sucre, les bananes et le chocolat, et tout ce qui pourrait avoir le goût sucré. C'est pourquoi l'enseignement de cette spécialité me paraissait souhaitable.

Il fallait trouver un établissement qui accepte d'organiser cet enseignement, élaborer un dossier pédagogique, trouver un corps professoral compétent et disponible, obtenir les autorisations officielles. Un autre défi…

Créer une association professionnelle

La première étape de ce projet était de créer une association professionnelle regroupant les diététicien(ne)s de pédiatrie. Mais en 1990, peu de diététiciennes belges s'étaient spécialisées en diététique pédiatrique et œuvraient essentiellement dans des services universitaires. Il fallait donc prévoir une collaboration avec des collègues étrangères. En France, Anne-Marie Dartois, ingénieure et diététicienne pédiatrique de renommée internationale, avait depuis longtemps de nombreux contacts avec des collègues européennes, américaines, canadiennes dans le cadre de la néphrologie pédiatrique. C'est pourquoi, en 1994, j'ai pris contact avec elle et sa collègue Marielle du Fraysseix et nous nous sommes rencontrées à Paris où j'étais accompagnée par Anne Van der Borght et Martine Robert. Nos collègues françaises ont accueilli avec enthousiasme l'idée de créer une association européenne de diététicienne de pédiatrie. Très vite, Anne-Marie nous a mentionné les noms des collègues françaises dont la compétence et les qualités humaines lui semblaient correspondre à celles requises pour la création d'une telle association. La première collègue à nous rejoindre fut Elisabeth Favre, diététicienne-cadre au CHRU de Nancy. Ensuite, Marie-Claire Burger (CHU de Strasbourg) Françoise Mosser (hôpital Necker-Enfants Malades) et Joëlle Wenz (unité métabolique — hôpital de la Pitié Salpêtrière-Paris) ont accepté avec enthousiasme de nous rejoindre dans cette initiative. Nous avons ainsi constitué l'équipe qui, aujourd'hui encore, vingt ans plus tard, participe à la gestion du quotidien du **Club Européen des Diététiciens de l'Enfance (C.E.D.E.).**

Pour qu'une association soit considérée comme européenne, il est indispensable de compter parmi les membres du Conseil d'administration, des représentantes d'au moins trois pays de l'Union européenne. C'est pourquoi, de notre côté, ayant appris à connaître les qualités professionnelles et humaines de Liz Mersch, collègue luxembourgeoise, nous lui avons demandé de bien vouloir représenter le Grand-Duché de Luxembourg au sein du Conseil d'administration. Liz aussi reste très active aujourd'hui encore, organisant entre autres la Journée d'étude du C.E.D.E. tous les trois ans au Grand-Duché de Luxembourg. Ses compétences en langue allemande nous permettent d'être informées de publications de nos collègues germaniques.

Premier logo du C.E.D.E -1996

— Qu'avons-nous fait depuis 1996 ?

D'abord, nous avons constitué le premier Conseil d'Administration et proposé la présidence à Anne-Marie Dartois.

Après avoir élaboré les statuts avec l'aide d'un juriste, organisé les aspects administratifs, veillé à la gestion comptable, nous devions fixer des objectifs qui furent définis comme suit :

- être une association de référence pour la pratique de la nutrition de l'enfant sain ou malade, pris en charge individuellement, en collectivité ou à l'hôpital,
- être un outil de promotion de la santé nutritionnelle de l'enfant et de l'adolescent,
- défendre la spécificité de la profession.

La première initiative a été d'organiser en 1996 une « Journée d'étude » qui a permis de nous faire connaître auprès de nos collègues, des pédiatres et autres professionnels de la santé. De nombreuses autres Journées ont été organisées alternativement en France (Paris,

Nancy), en Belgique (Bruxelles, Namur, Liège) et à Luxembourg. Nous atteignions la vingtième Journée d'étude en 2016. Depuis le début de notre action, nous avons pu compter sur la collaboration des professeurs de Pédiatrie français, belges, luxembourgeois et suisses qui ont accepté de participer en tant qu'orateurs lors de nos journées d'étude.

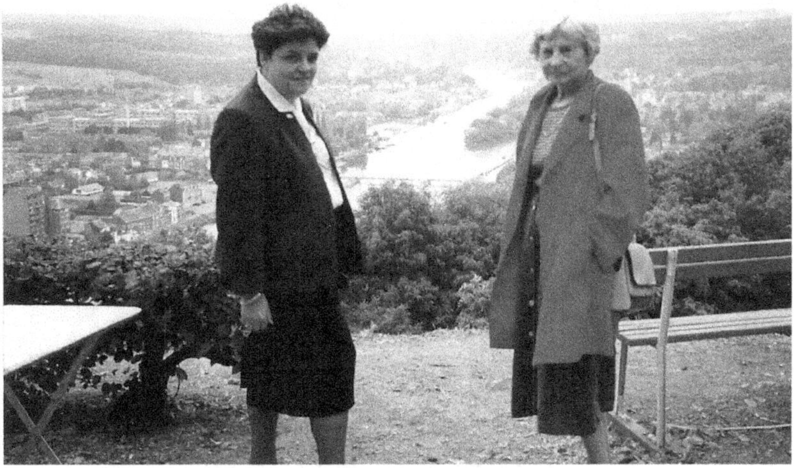

Avec A.-M. Dartois, première présidente du CEDE
Journée d'étude du CEDE à Namur – 1998.

La spécialisation en diététique de l'enfant et de l'adolescent en 1998

Notre objectif principal était de permettre aux diététiciens d'acquérir les compétences indispensables à la prise en charge diététique des enfants sains ou malades.

En 1998, nous avons eu l'opportunité d'organiser dans le cadre de l'École d'Ergologie de l'Université libre de Bruxelles une Formation en diététique de l'enfant et de l'adolescent accessible seulement aux diététiciens diplômés. J'ai obtenu l'aide efficace de Martine Robert et d'Isabelle Thiébaut pour élaborer un cahier pédagogique. Les professeurs de pédiatrie de différentes universités belges francophones nous ont soutenues dans cette entreprise. Les pédiatres nutritionnistes et gastro-entérologues ont accepté des charges d'enseignement. Les cours sont aussi dispensés par les diététiciennes pédiatriques belges et françaises, par des pédopsychiatres et des psychologues.

En France, Elisabeth Favre, avec la collaboration de nos collègues Françoise Mosser, Joëlle Wenz et Marie-Claire Burger, a pu créer un Diplôme universitaire (D.U.) de spécialisation en diététique de l'enfant et de l'adolescent. Elle a pu bénéficier de l'aide de Valérie Estève, pour l'organisation pratique du D.U. dispensé à l'Université de Lorraine, à Vandœuvre-lès-Nancy. Les pédiatres français et en particulier le professeur M. Vidailhet ont soutenu et défendu cette initiative.

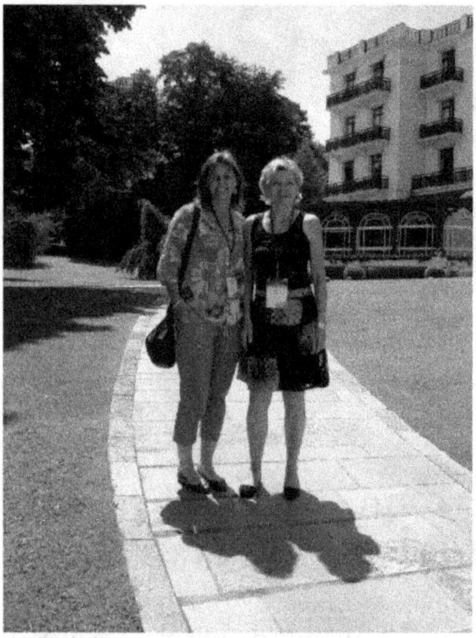

2012 – Congrès Hydration for Health.
I. Thiébaut, secrétaire et É. Favre, 3e présidente.

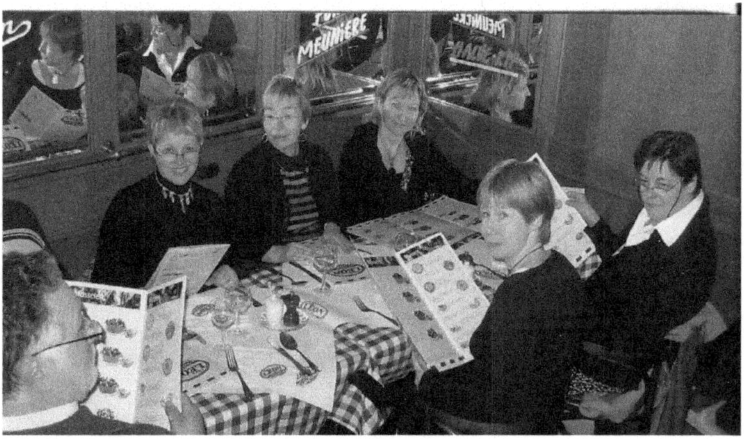

Quelques collègues françaises, dont M.-C. Burger et É. Favre.

En 2016, près de trois cents diététiciennes belges, françaises et luxembourgeoises ont ainsi acquis un certificat ou Diplôme universitaire reconnaissant leur spécificité. Ceci est aujourd'hui l'une des conditions requises dans les offres d'emploi de beaucoup de services de Pédiatrie de nos trois pays.

Le métier est dorénavant entre de bonnes mains. Les diététicien(ne)s de pédiatrie exercent en milieu hospitalier, dans les services de la petite enfance, dans l'enseignement et en consultations privées, dites libérales en France. Petit à petit l'équipe s'étoffe et de jeunes collègues sont intégrées dans l'organisation et le fonctionnement du CEDE C'est ainsi que nos projets évoluent comme on peut le lire sur le site *www.cede-nutriton.org* dont le sigle a été récemment modernisé à l'initiative de nos jeunes collègues, afin de mieux illustrer notre implication dans la croissance et le développement de l'enfant sain ou malade.

CEDE

Les objectifs fixés en 1994 ont été atteints. Cependant beaucoup reste à faire pour promouvoir la santé nutritionnelle des enfants et adolescents, notamment dans les méthodes de communication au plus grand nombre et pour diffuser les connaissances. Bien que régulièrement sollicitées par la presse spécialisée, nous devons être plus entendues. Les conseils nutritionnels sont trop souvent laissés aux mass medias et au marketing qui disposent de ressources financières que nous n'avons pas.

Une retraite agitée

La veille de ma retraite, André Kahn m'a demandé de poursuivre la collaboration au sein de la consultation des troubles du sommeil et de développer diverses activités dans le cadre de la recherche associant alimentation et sommeil. En prime, la direction de l'hôpital m'a confié la consultation diététique consacrée à la prise en charge de l'obésité infantile. Une retraite active se dessinait !

L'obésité de l'enfant et de l'adolescent en consultation de diététique pédiatrique

Certaines collègues et autres soignants considèrent que la prise en charge de l'obésité infantile est peu gratifiante, répétitive, monotone et souvent inintéressante. L'expérience m'a montré qu'il n'en est rien. Chaque situation est unique et il n'y a aucune monotonie dans ces consultations-là. De plus, l'implication dans cette pathologie fréquente et aux conséquences métaboliques et psychologiques sévères me paraît très utile et gratifiante.

Le docteur Walter Burniat, pédiatre, était responsable de la consultation d'obésité infantile à l'hôpital universitaire des enfants Reine Fabiola. Nous avons élaboré une méthode de prise en charge dans laquelle chacun connaît ses prérogatives et ses limites, ce qui conditionne une fructueuse collaboration.

Le succès du traitement diététique est conditionné par le respect de plusieurs étapes visant à aider l'enfant et sa famille à modifier au long cours, les comportements alimentaires. La première mesure à prendre est de déculpabiliser l'enfant et sa famille puisque certains facteurs favorisant le surpoids sont indépendants du comportement alimentaire familial : la génétique, la dysmaturité, la vitesse de croissance durant les deux premières années de vie.

Certains jeunes considèrent cependant cette consultation comme une confirmation de leur culpabilité si souvent exprimée par les pairs ou par l'entourage. Il convient dans tous les cas de leur montrer qu'ils ne sont pas responsables. Des études comparant les ingesta d'un groupe d'enfants obèses à un groupe d'enfants de poids normal n'ont pas permis de démontrer de différences significatives. En outre, le jeune patient a souvent remarqué dans son entourage que certains gros mangeurs n'avaient pas un poids excessif et même que certains avaient un poids insuffisant. Lorsque ce qui est considéré comme injuste est reconnu et souligné au cours de l'entretien, on augmente les chances d'une écoute active.

La méthode de prise en charge en diététique pédiatrique est individuelle, adaptée à chaque tranche d'âge et à l'environnement social, culturel et familial.

Comment encourager les jeunes patients ?

L'évolution du poids et de l'indice de masse corporelle n'est pas suffisamment spectaculaire. J'ai donc élaboré une grille d'évaluation des comportements comportant vingt items portant sur l'activité à domicile et extrascolaire (six points), le sommeil et la fatigue diurne (quatre points) et le comportement alimentaire en termes de distribution, diversité et qualité des repas (dix points). Cette grille est complétée au cours des consultations de suivi. Elle est généralement appréciée par l'enfant qui se voit évalué non seulement au plan de l'évolution de l'indice de masse corporelle mais surtout en termes de modifications des habitudes de vie, bien plus faciles à changer à long terme. Souvent il y a de bonnes raisons de les féliciter et ainsi de leur donner le courage de poursuivre l'effort.

Il faut trouver une manière ludique de modifier le comportement au moment des repas. Apprendre à manger lentement ? On peut le faire durant un ou deux jours puis on oublie. Aussi avons-nous proposé aux enfants de placer sur la table une image ou bien une statuette rigolote représentant un escargot ou une tortue qui rappelle la recommandation. Et ça marche souvent. Les enfants y ajoutent leur créativité et finissent par modifier définitivement ce comportement qui facilite la satiété.

Tout cela était passionnant. J'ai beaucoup appris et eu la possibilité de publier et de présenter diverses communications à ce sujet. Lors de la Formation de Spécialisation en diététique de l'enfant et de l'adolescent, j'ai transmis la méthode de prise en charge à de jeunes collègues qui prennent aujourd'hui le relais dans différentes régions du pays. Leurs propres compétences et leur créativité permettent de faire évoluer les méthodes de prise en charge.

Remerciements

Tout au long de notre vie professionnelle, nous rencontrons toutes et tous des personnes qui influencent notre parcours. Je remercie entre autres :

- le professeur Helmut Loeb qui a créé notre profession en Belgique et mis en œuvre les conditions indispensables au fonctionnement de ce premier service de Diététique spécialisé. Nous avons pu bénéficier de son enseignement et de son aide au quotidien.
- Tous les pédiatres avec lesquels j'ai eu le plaisir de collaborer et qui durant ces cinquante dernières années m'ont accordé leur confiance et leur aide.
- Le professeur Jacques Senterre, éminent néonatologue et pédiatre nutritionniste de l'Université de Liège auquel je pouvais faire appel lorsque j'ai exercé ma profession en dehors du service de Pédiatrie de l'Université libre de Bruxelles.

Par la suite, de nombreux projets ont abouti, en particulier la création et le fonctionnement du Club européen des diététiciens de l'Enfance et les formations de spécialisation en Diététique de l'enfant et de l'adolescent grâce à la collaboration intelligente et efficace de collègues belges, françaises et luxembourgeoises.

Merci aux enfants et à leurs parents qui m'ont tant appris

À mes jeunes collègues que je vois enthousiastes et passionnées par l'orientation qu'elles ont choisie, je souhaite vous transmettre un message : beaucoup reste à faire, vous êtes désormais un maillon reconnu de la chaîne des équipes soignantes pédiatriques et des personnels en charge de la prévention des maladies de la nutrition.

Gardez bien votre enthousiasme et votre créativité actuelle et partagez-les largement.

Enfin je confirme… « Vingt fois (au moins) sur le métier remettez votre ouvrage… »

Table des matières

Parus dans la même collection

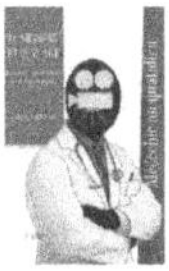

Robert Askenasi, *Le médecin et le 7e art. Essai sur la représentation du médecin au cinéma*, ISBN : 978-2-8066-3556-3 • janvier 2016 • 110 pages **12 €**.

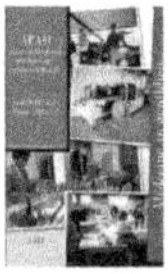

André Schoutens, Robert Askenasi, *APAM. Premier atelier protégé pour handicapés mentaux en Belgique*, ISBN : 978-2-8066-3314-9 • octobre 2015 • 104 pages **11,90 €**.

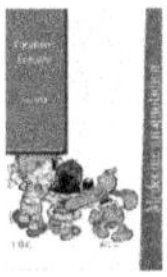

Jean Loeb, *Vocation pédiatrie*, ISBN : 978-2-8066-3278-4 • mai 2015 • 106 pages **16,90 €**.

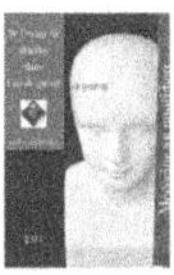

Vanherweghem Jean-Louis, *De l'usage du placebo dans l'art de guérir*, ISBN : 978-2-8066-2870-1 • avril 2015 • 88 pages **17 €**.

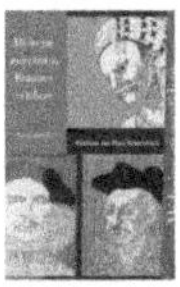

Robert Askenasi, *Médecins méconnus, Hommes célèbres*, ISBN : 978-2-8066-2763-6 • avril 2015 • 146 pages **21 €**.

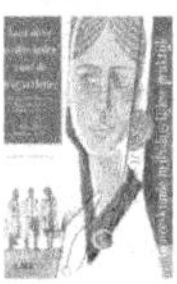

Hospichild - Cmdc Cdcs vzw, *Naar meer welbevinden voor de zorgverlener, Verslag van het symposium « Drijfveer en ervaring van de zorgverlener »Oktober 2010 Albertina - Brussel*, ISBN : 978-2-8066-0095-0 • avril 2015 • 182 pages **22 €**.

...

Achevé d'imprimer par Corlet Numérique - 14110 Condé-sur-Noireau
N° d'Imprimeur : 135528 - Dépôt légal : janvier 2017 - *Imprimé en France*

www.ingramcontent.com/pod-product-compliance
Lightning Source LLC
LaVergne TN
LVHW050947051026
849532LV00005B/1734
* 9 7 8 2 8 0 6 6 3 5 9 1 4 *